VORWORT

Sie haben mit der Entscheidung, sich über die basische Lebensweise zu informieren, bereits den wichtigsten Schritt getan: in Bewegung zu gehen.

Sie haben für Körper, Geist und Seele die Entscheidung getroffen,

- vital und gesund zu sein,
- gesund zu werden
- und gesund zu bleiben.

Der Geist hat verstanden, dass er den Körper braucht, und zwar möglichst fit und schmerzfrei. Haben wir das bisher nicht geschafft, dann ist jetzt Veränderung angesagt. Überprüfen wir den »Ist-Zustand« und schauen, wo Veränderungen angezeigt sind. Lassen Sie uns den richtigen Weg in ein neues »Wohl-Sein« suchen.

Die Seele hat verstanden, dass sie den Körper braucht, um sich in diesem Leben bewegen zu können und ihren Wünschen Ausdruck zu verleihen. Sie öffnet sich diesem Weg und hilft uns dabei, überholte Muster zu ändern.

Mir ist wichtig, dass Sie die Inhalte des Buchs positiv betrachten. Auch wenn einige Änderungen von Ihnen verlangt werden: Sie helfen Ihnen dabei, das lebendige Fließen in Körper, Seele und Geist wieder in Schwung zu bringen.

SÄURE-BASEN-
WERTE FÜR
ÜBER 900
LEBENSMITTEL

Elisabeth
Metz-Melchior

NOCH SAUER?

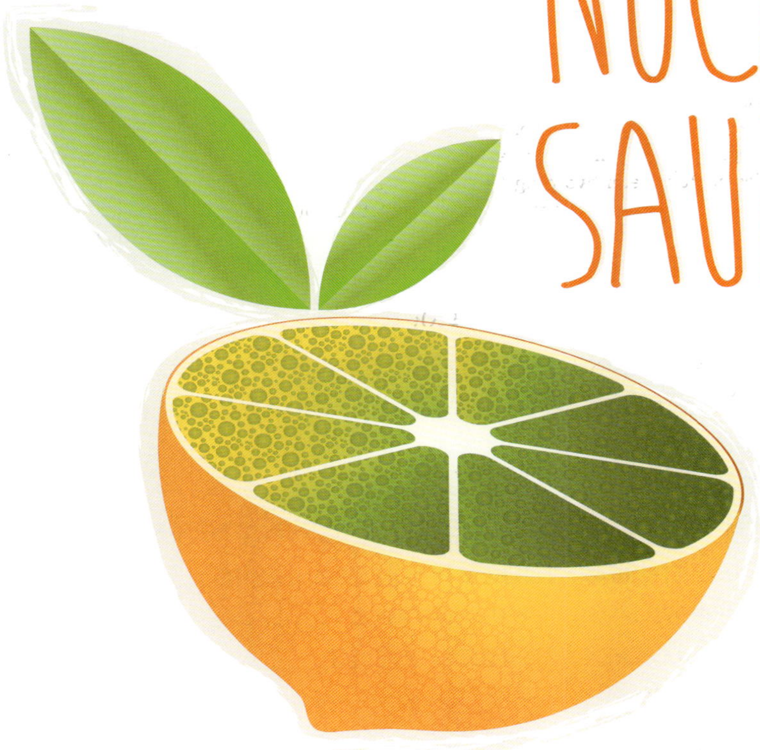

Mit Basen-Balance mehr
Harmonie für Körper und Seele

Lüchow

INHALT

Daher sollen diese drei Sätze Ihr Leitprogramm sein:

- Leben und Essen ist Freude.
- Verzicht erzeugt ein Mangelgefühl und darauf verzichte ich.
- Ich bringe mein Leben in Fluss.

Was macht die Menschen in den »zivilisierten« Ländern, trotz moderner Medizin, kränker als je zuvor? Dieses Buch möchte aufzeigen, was unsere Gesellschaft und uns als Individuum in puncto Gesundheit, Ernährung und Lebensweise so weit von uns selbst entfernt hat und was uns hilft, dies zu erkennen und neue Wege zu gehen.

»Alte Zöpfe« abschneiden, aus alten Mustern aussteigen – das verschafft Bewegungsfreiheit und Raum für uns, in uns und um uns. Der »innere Schweinehund« will zwar aufjaulen, und unser Ego wird versuchen, uns einzuflüstern, dass das alles hier Quatsch sei. Streicheln wir ihm einfach liebevoll übers Haupt und sagen »Du kannst gern mitkommen, aber du hast jetzt Urlaub«.

Ich liefere keine »Pillchen«, die alles regeln, und auch keine einfache Allweisheit, mein Ziel ist es, Ihnen zu einer wacheren Wahrnehmung im Innen und Außen zu verhelfen.

Wo fangen wir an? In der Praxis sitzt mir der Mensch gegenüber, und ich»sehe«, was bei ihm los ist. Sie, liebe Leser, kenne ich nicht, da muss ich mich mehr anstrengen. Hoffen wir, dass es zu unserem beider Erfolg gelingt.

Ihre

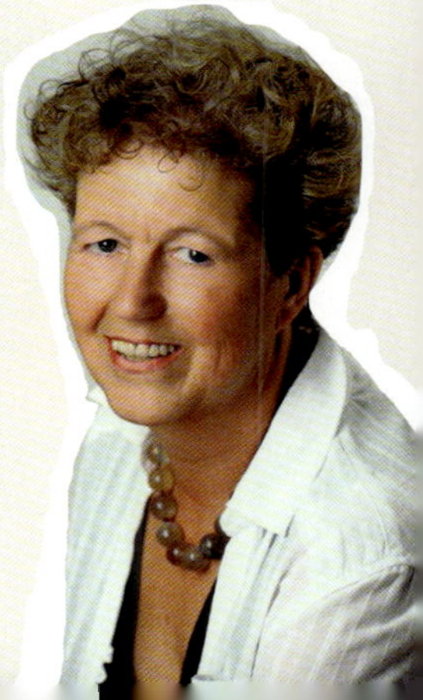

GESUNDHEIT IM DENKEN UND TUN

Laut der Weltgesundheitsorganisation ist Gesundheit das »vollkommene körperliche, seelische, geistige und soziale Wohlbefinden.«

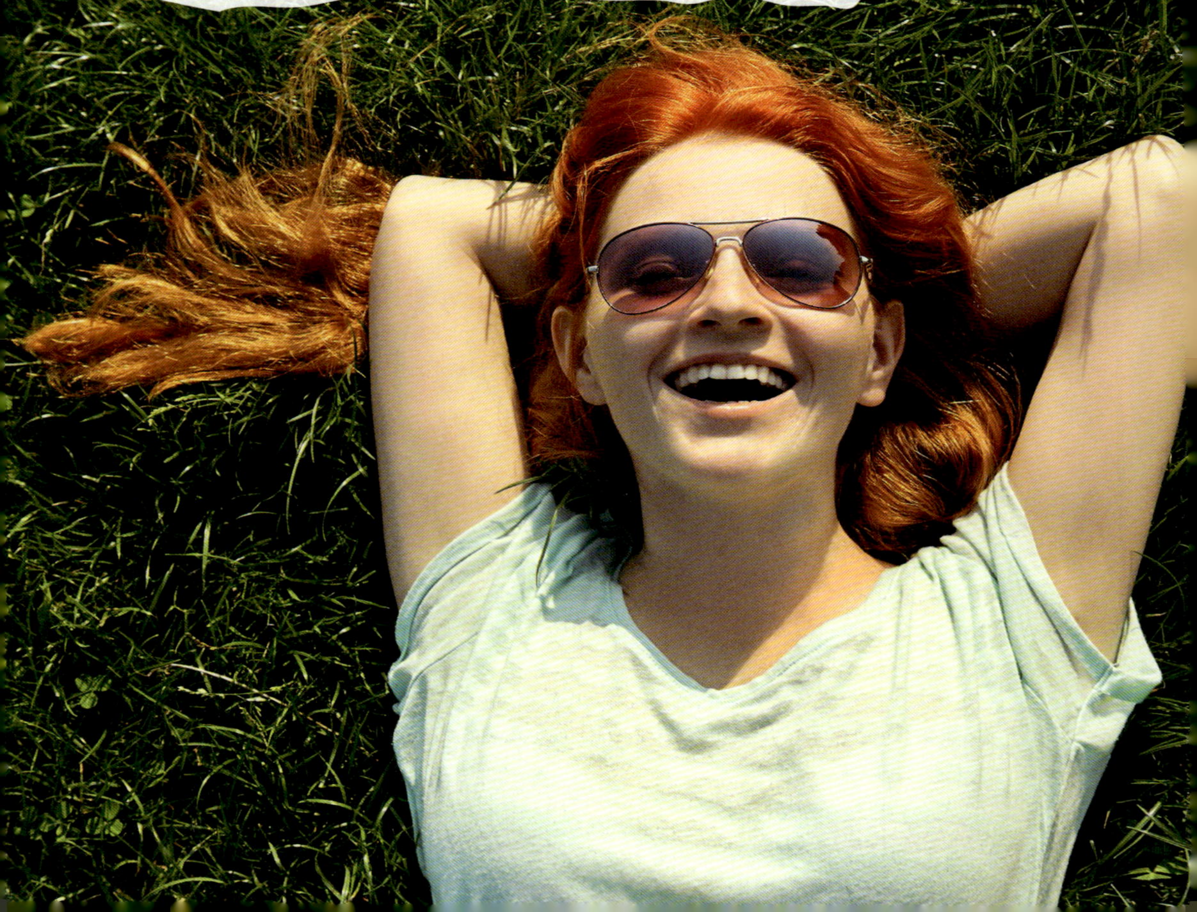

Kennen Sie einen Menschen, auf den das zutrifft? Und wie es ist bei Ihnen selbst? Bei mir, trotz all meiner Kenntnisse, ist es auch nicht vollkommen. Ich habe mit Zivilisationskost meinem Körper lange Jahre Schäden zugefügt und tue das sicher heute manchmal auch noch. Denn ich ernähre mich nicht immer vollkommen basisch (ob es klug ist, das zuzugeben?).

Ich sorge jedoch wieder für Ausgleich, denn der gelegentliche »ungesunde Genuss« ist ein Stück Lebensqualität (z. B. gerade der Espresso neben dem Laptop). Wobei ich einen klaren Unterschied mache zwischen »ungesundem Genuss« und »essbarem Müll«. Dazu später mehr.

Gesund sein heißt, Sie sind in Körper, Geist und Seele:

- elastisch und beweglich,
- anpassungsfähig,
- stark,
- geduldig und ruhen in sich,
- positiv eingestellt.

Krank sein heißt, Sie sind körperlich, seelisch und geistig:

- starr und steif,
- unbeweglich,
- bequem bis antriebslos,
- aggressiv,
- denken und reden negativ.

Sie können mit den Informationen, die ich Ihnen liefere:

- verstehen, wie Ihr Körper funktioniert,
- erkennen, was er braucht, um gesund und vital zu bleiben,
- erfahren, was Sie tun können, um dies im Alltag umsetzen.
- Verstehen:
  - dass Weglassen von manchen Dingen gut tut,
  - dass Essen etwas mit Genuss und Werten zu tun hat,

- dass natürlicher Geschmack manchmal wieder erlernt werden kann und einfach gut ist,
- was der Körper will,
- dass alte Programme Ballast sein können und weg dürfen,
- dass die Werte-Programmierung geändert werden kann.

Und Sie werden spüren, wie es Ihnen mit jedem Tag besser geht. Dazu passt ein Zitat von Pfarrer Sebastian Kneipp:

Wer meine Argumente nicht akzeptieren kann, der mag von den Ergebnissen der Praxis überzeugt werden. Er soll's nachmachen, aber richtig.

Viele Informationen in meinem Buch sind Ihnen neu, aber sie sind nicht neu im Sinne von »noch nie dagewesen«. Ich habe von vielen Menschen gelernt, viel gelesen und getestet. Die wichtigen Vorreiter oder Schöpfer erwähne ich, soweit mir Namen und Werk bekannt sind. Wer »seine« Gedanken hier wiederfindet, sehe sich bestätigt und gewürdigt in seiner Arbeit und erfreue sich, dass ich seine Ergebnisse hier weitergebe. Denn lernen können wir und andere nur dann, wenn wir teilen. Ihnen allen an dieser Stelle mein besonderer Dank, dass Sie und Ihr Wissen meinen Lebensweg und dieses Buch mitgestaltet haben.

An dieser Stelle möchte ich den großen Paracelsus erwähnen: Er wies bereits vor über 500 Jahren auf die »sauren Darmsäfte, die Gärung verursachen« hin. Hätte er unsere heutigen Analysemöglichkeiten gehabt, welch ein Segen wäre dies für die Medizin gewesen. Er verwendete Calcium-Natrium-Tartat zur Behandlung, das heute nicht mehr gebräuchlich ist, doch in der Grundsubstanz mit unseren Basenmitteln vergleichbar ist.

Wertschätzung von Mensch und Nahrung

Dieses Thema zu Beginn eines Säure-Basen-Ratgebers mag Ihnen ungewöhnlich erscheinen. Bei näherer Betrachtung erschließt sich jedoch der Sinn.

Ich will Ihnen, liebe Leser, kein schlechtes Gewissen machen, denn das hieße, nicht in die Verantwortung für die eigene Gesundheit zu gehen. Ich will Sie informieren und animieren, in Ihrem Leben ein paar Kleinigkeiten zu Ihrem Wohl zu ändern. Das Ergebnis für Sie sind mehr Wohlbefinden und Lebensfreude.

Betrachten wir Ernährung einmal von einer ganzen anderen Seite als nur unter dem Gesichtspunkt des »Satt-Werden«. Bis vor 200 Jahren hatte Ernährung noch eine ganz andere Bedeutung:

- Die Oberschicht hatte Geld und Macht und konnte alle Nahrungsmittel kaufen bzw. ließ sie von ihren Leibeigenen und Untergebenen produzieren.
- Die Produzenten der Nahrungsmittel konnten einen gewissen Teil für sich beanspruchen und lebten relativ gut davon.
- Kleinbauern und Tagelöhner lebten von dem Wenigen, was sie für sich anbauen oder für ihr geringes Einkommen kaufen konnten.

Insgesamt waren jedoch alle vom Erfolg und Ertrag der Ernte abhängig. Waren, die von weit her geholt werden mussten, waren kostbar und teuer. Regionale Ernteausfälle durch Unwetter, Klimawandel, Krieg und Misswirtschaft sorgten regelmäßig für große Hungersnöte und dezimierten die Bevölkerung.

HUNGER

Wir können uns heute kaum eine Vorstellung davon machen, was Hunger wirklich bedeutet, das ändern selbst Bilder von sogenannten »Biafra-Kindern«

mit aufgequollenen Hungerbäuchen nicht. Die meisten Menschen sehen es in den Nachrichten, spenden an das Kinderhilfswerk und gehen wieder zum Alltag über.

Hunger ist ein evolutionäres Programm für das Überleben der Art und des Individuums, daher reagieren alle Lebewesen aus dem Instinkt, wenn es um das »Haben/Essen-Wollen« geht. Einen ethischen Wertersatz für die Verteilung von Nahrung gibt es nicht von Natur aus, er wird entweder vom eigenen »Rudel« vermittelt oder muss hierarchisch erlernt werden.

Not und Hunger sehen einige Wissenschaftler als Antriebsmotor der Menschheit. Völkerwanderungen bzw. Auswanderungswellen geschahen meist aus Not heraus und gestalteten die Weltgesellschaft im Laufe von Jahrtausenden völlig neu. An diesen Entwicklungen war die Verteilung der Geld- und Machtströme ursächlich beteiligt.

Die Sucht und Gier nach Geld und Macht hat sich inzwischen verschoben vom Adel und den herrschenden Klassen hin zu der Macht der Banken und Konzerne. Sie entscheiden heute, wer in der Welt hungern muss und wer satt wird.

DIÄTEN

Das Fasten im Frühjahr wurde zwar von der Kirche zur »Kür« erhoben, doch diese karge Zeit im Jahr war schlicht und ergreifend durch Nahrungsmangel begründet. Waren die Wintervorräte aufgebraucht und blieb das Wetter lange schlecht, gab es keinen Nachschub. Man musste das Wenige strecken, bis die ersten Pflanzen wieder »lieferten«.

Unter diesem Gesichtspunkt wird klar, warum Diäten regelrecht absurd sind: Der Körper wertet sie durch seine genetische Information als »Hungersnot«. Er baut wunschgemäß Fett ab. Ist das »Kilo-Ziel« aber erreicht, isst man wieder normal und schwupp, das Gewicht geht wieder rauf und man legt sogar noch ein paar Kilos zu. Denn unser Körper ist schlau! Er sagt sich: »Ich packe erst mal alles, was kommt, in die Fettzellen, um für die nächste Hungersnot vorzubeugen.« Nur eine schrittweise Reduzierung der Gesamtnahrung kann dauerhaften Erfolg bringen und zwar in Kombination mit ausreichend Bewegung und einer Umstellung auf hauptsächlich basische Kost.

Die moderne Konsumgesellschaft

In unseren Supermärkten wird alles angeboten, was weltweit an Nahrungsmitteln produziert wird: täglich frisch geliefert, makellos und appetitlich anzusehen. In der globalisierten Welt können wir das genießen, was andere Länder produzieren.

Doch interessiert es uns wirklich, unter welchen Bedingungen unsere Nahrungsmittel produziert werden? Nein, denn sonst würden wir mit einem anderen Bewusstsein einkaufen. Erdbeeren essen wir im Januar und fragen nicht, woher sie kommen. Aber ist diese wässerige Erdbeere wirklich ein Genuss? Wir haben den Geschmack einer Erdbeere aus der Kindheit, die in der Region produziert wurde oder aus Omas Garten kam, in unserer Geschmackserinnerung. Ist die, zur unpassenden Jahreszeit gekaufte Frucht wirklich gut, schmackhaft und sinnvoll?

Lust und Frust sind in den Wohlstandsländern oft die Antreiber zum Essen – nicht mehr der Hunger.

Unternehmen müssen heute Werbung machen, um »Verzehraspekte« im Menschen zu reizen, die Verpackung ist enorm wichtig für den Verkauf. Es muss ein Mehrwert versprochen werden, damit ein Produkt gekauft wird. Satt werden ist nicht mehr das oberste Ziel, »Lifestyle« ist gefragt. Immer neue Produkte kommen auf den Markt. Fertiggerichte liegen im Trend, sie werden gekauft, weil der moderne und gestresste Mensch wenig Zeit für die Zubereitung des Essens aufwenden will. Doch was tut er sich damit an? Wir wissen alle, dass mehrfach aufgewärmtes Essen an Geschmack und an Nährstoffen verliert. Das gleicht die Industrie durch Farbstoffe, künstliche Aromastoffe und Geschmacksverstärker aus. Doch was davon ernährt unseren Körper wirklich?

Was ist uns Nahrung wert?

FINANZIELLER WERT

Anhand von Menge, Ausführung, Aussehen und Zustand von Nahrungsmitteln können wir ihren Wert beurteilen. Auf dem Markt oder in einem Hofladen ist der Wert recht einfach zu ermitteln. Ein Preisvergleich mit anderen Anbietern zeigt schnell, ob ein Verkaufspreis angemessen ist. Beim Bauern fließen seine Arbeitszeit, das Saatgut und die Erntearbeit mit in den Preis ein und auf dieser Grundlage kalkuliert er den Preis für seine Waren.

Im Supermarkt fällt es schwerer, die wesentlichen Merkmale zu beurteilen, da die Nahrungsmittel verpackt sind. In die Preisgestaltung fließen die Kosten für Ladenmiete, Personal und Werbung sowie die Kosten des Herstellers mit ein: Einkauf der Rohstoffe, Produktion, Verpackung und Auslieferung.

Wie viel von dem erzielten Umsatz erhält jedoch der Erzeuger des Rohstoffs, z. B. der Kaffeebauer in Kolumbien? Oder der Bauer aus der Pfalz, der seine Milch an eine Großmolkerei liefert? Wer bestimmt den Endpreis für den Verbraucher? Kann der Bauer von der produzierten Ware leben? Das wird in der konventionellen Produktion immer schwieriger, weil die Supermarktketten und Discounter den Abnahmepreis bestimmen. Das Prinzip von Angebot und Nachfrage gilt hier nicht mehr, es wird nach Geschäftsinteressen manipuliert und bietet den Erzeugern keinen sicheren Lebensunterhalt.

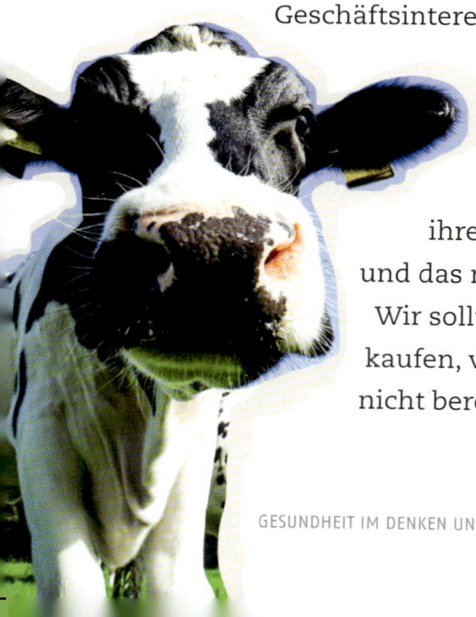

Fragen wir uns angesichts dessen: was ist uns Nahrung wert? Entscheidet nur der Preis? Wenn es Ihnen wichtig ist, dass auch die erzeugenden Bauern gut von ihrer Arbeit leben können, kaufen Sie biologisch erzeugte Milch und das möglichst nicht beim Discounter.

Wir sollten »es uns wert sein«, hochwertige Nahrungsmittel zu kaufen, von denen der Erzeuger auch leben kann. Wir sind ja auch nicht bereit für 1,50 Euro die Stunde zu arbeiten, nicht wahr?

SUBSTANZIELLER WERT

Ist die Nahrung hochwertig? Versorgt sie den Körper mit all den Vital- und Nährstoffen, die er braucht, um gesund und fit zu sein?

Das kann nur gelingen, wenn wir hochwertige Lebensmittel kaufen, die ausreichend Vitamine und Mineralien enthalten und nicht nur Füllstoffe wie etwa Weißmehlprodukte. Oft glauben wir, etwas Gutes zu essen, doch wir übersehen, dass viele Lebensmittel in den letzten Jahrzehnten vieler natürlicher Stoffe beraubt wurden, um sie z. B. haltbarer zu machen. Wir sind Werbung ausgesetzt, die uns glauben lässt, dass ein Produkt besonders gut ist. Ich sehe das anders: Wenn etwas gut ist, braucht es keine Werbung, damit die Menschen es kaufen.

IDEELLER WERT

Ernährt die Nahrung auch meinen Geist und meine Seele? Ein Beispiel dazu: Schokolade macht glücklich. Wie macht sie das? Das liegt an dem im Kakao enthaltenen Inhaltsstoff Serotonin, ein Neurotransmitter, der u. a. im Zentralnervensystem und im Darmnervensystem produziert wird. Diese hormonähnliche Substanz ist an unserer Gefühlslage beteiligt. Serotonin macht gelassen, zufrieden und wirkt gegen Ängste, Depressionen und Hunger. Essen wir also genüsslich ein Stück Schokolade mit 70 und mehr Prozent Kakao, erhält der Körper das gewünschte Serotonin.

Billige Vollmilchschokolade vom Discounter enthält nur einen verschwindend geringen Kakaoanteil, dafür aber künstliche Geschmackstoffe und jede Menge Bindemittel. Das bisschen Serotonin darin macht auch nur ein bisschen glücklich. Was passiert dann? Man isst nicht nur ein Stückchen, sondern gleich zehn, denn die Seele verlangt nach mehr. Ein Teufelskreis, der dick macht.

Manche Lebensmittel haben in der Kindheit eine besondere Rolle gespielt und haben daher einen ideellen Charakter bekommen. Diesen sollten wir jedoch überprüfen, denn das Gefühl, das ein Bonbon einem Kind früher vermittelte, kann heute nicht durch eine ganze Tüte davon erzeugt werden, da sich die emotionale Situation verändert hat. Eine erlebte Belohnung kann nicht durch »ein Mehr an Menge« wiederholt werden.

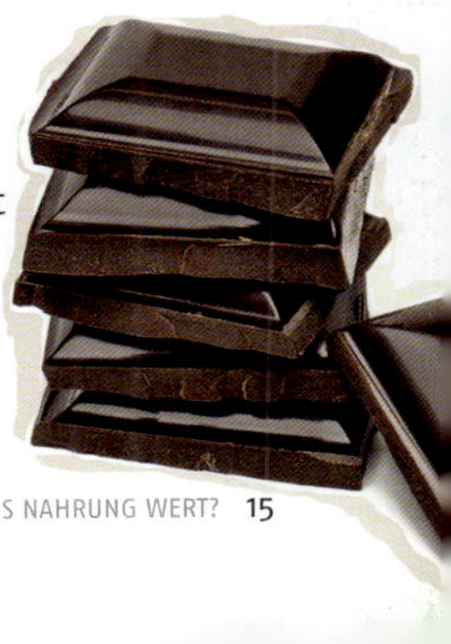

Was bin ich mir wert?

Bin ich es mir wert, mich mit hochwertigen Lebensmitteln zu ernähren? Das Fragezeichen ist berechtigt. Denn statistisch geben mehr als 30 % der Menschen in Deutschland nur etwa 17 % ihres Einkommens für vollwertige Lebensmittel aus. Das bedeutet, dass sie nahezu vollständig von Billigebensmitteln aus dem Discounter leben.

Viele Menschen mit geringem Einkommen sind der Ansicht, sie könnten sich keine hochwertigere Ware leisten. Dabei ist es viel preiswerter, nur jahreszeitliches Gemüse und Obst einzukaufen, z. B. einheimischen Weißkohl im Herbst statt Tomaten aus Spanien und Äpfel aus der Region statt exotische Früchte. Vollkornprodukte kosten nur geringfügig mehr, machen aber länger satt als Fleisch. Kartoffeln sind vielseitig, sättigen gut, haben viele hochwertige Inhaltsstoffe und sind preiswert.

Vor allem macht selbst kochen Spaß. Spüren, riechen und schmecken von Essen fängt schon bei der Zubereitung an und produziert Vorfreude. Wir sollten es uns wert sein, uns für die Zubereitung von gutem Essen Zeit zu nehmen. Haben Sie Kinder? Dann beziehen Sie sie ein, das macht Freude und hat Vorbildfunktion.

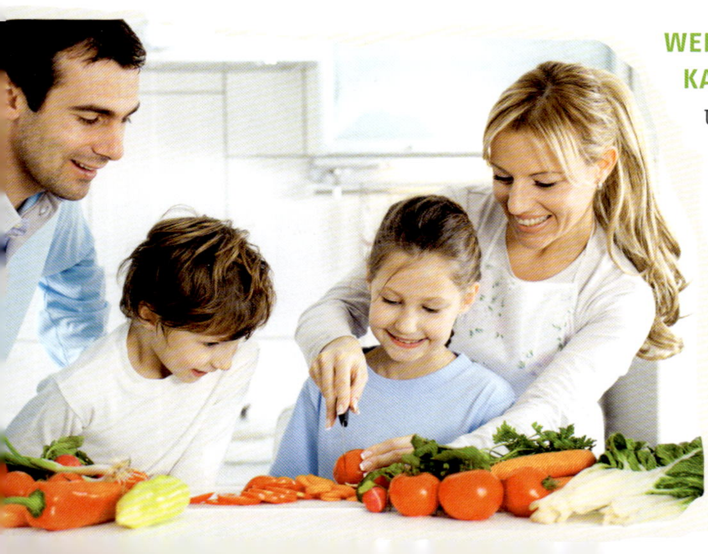

WERT-PRÄGUNG UND KAUFVERHALTEN

Unser Blick auf Ernährung, den wir heute haben, ist von der Kriegs- und Nachkriegsgeneration geprägt: Unsere Eltern, Großeltern und Urgroßeltern haben Hungerzeiten erlebt. Anfang der 1950er Jahre waren die mageren Jahre vorbei. Der wirtschaftliche Aufschwung bescherte eine große Auswahl an Produkten, darunter Limonaden, Säfte, Kakao und Schokolade. Das Süßwarensortiment wurde ständig größer. Alles war in den Geschäften verfügbar und man musste nur noch einkaufen gehen, statt selbst etwas herzustellen oder anzubauen.

Meine Eltern und andere Menschen dieser Altersgruppe sagten z. B.: »Wir trinken eine **gute** Tasse Kaffee.« Für sie war es Luxus, Bohnenkaffee ständig zur Verfügung zu haben. Sie hatten lange darauf verzichtet und Ersatzkaffee aus geröstetem Malz oder Zichorien getrunken.

Beim Fleisch änderte sich das Kaufverhalten mit dem wachsenden Wohlstand der 1960er Jahre. »Wir können uns das jetzt jeden Tag leisten«, sagten die Leute und gönnten sich jetzt öfter in der Woche Fleischgerichte, nicht nur sonntags. Der Blick richtete sich mit der Zeit weniger auf den Wert der Ware, sondern darauf, dass man sie sich leisten konnte, und zwar täglich. Oft war es auch einfach schick, Dinge aus der Werbung zu kaufen, egal, ob sie etwas taugten.

Die Öko-Bewegung ab den späten 1970er Jahren ließ viele Konsumenten umdenken, doch die breite Masse erfreute sich an der durch den Preiskampf der Discounter billiger werdenden Lebensmittel. Angeheizt wurde dieser Prozess durch die Werbung und die entstehende »Geiz-ist-geil-Mentalität«.

Wir verfügen über die modernste Technik und geben viel Geld für teure Markenkleidung, elektronische Spielzeuge usw. aus. Doch was ist uns unsere Ernährung und Gesundheit wert? Bin ich es mir wert, gut und ernährungsphysiologisch gesund zu essen?

Die Antwort sollte eindeutig »ja« sein. Denn wer kann uns mehr wert sein als wir selbst? Oder macht es zufriedener, uns und unser Leben mit materiellem Luxus zu schmücken? Ein weiser Indianer hat einmal gesagt:

> Erst wenn der letzte Baum gerodet, der letzte Fluss vergiftet, der letzte Fisch gefangen ist, werdet Ihr merken, dass man Geld nicht essen kann.

Wollen wir so lange warten, um zu verstehen, dass wir von der Natur leben und wir sie und uns sorgsam hüten und pflegen müssen, damit wir und diese Welt gesund bleiben?

Wir sollten stattdessen hinschauen und uns fragen: Was verleibe ich mir ein? Wann tue ich das? Im Laufen, beim Autofahren, beim Fernsehen? Wie viel Aufmerksamkeit schenken wir uns selbst?

Wie schön könnte es sein: Wir haben selbst gekocht und essen in Gesellschaft der Familie oder auch mal allein, in aller Ruhe, mit Kerzen oder einer Blume auf dem Frühstückstisch. Alles ist frisch zubereitet und duftet, dass einem das Wasser im Mund zusammenläuft. Wenn Sie das Bild jetzt vor sich sehen, geht ein Lächeln über Ihr Gesicht und schon dieses Bild ist Labsal für die Seele.

Tu deinem Leib etwas Gutes, damit deine Seele Lust hat, darin zu wohnen.

Teresa von Avila

Handhaben wir das so, dann haben wir den Sinn von Ernährung erkannt und umgesetzt.

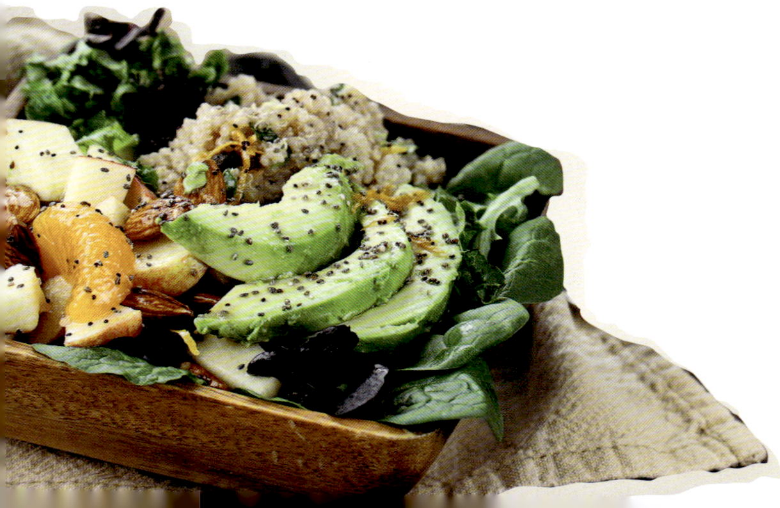

ERNÄHRUNG UND GESUNDHEIT

Seit die Menschheit sesshaft geworden ist, baut sie Nahrungsmittel an. Durch Haltbarmachen und Vorratshaltung wurden die Menschen unabhängig von der Witterung und vom Standort.

Durch die Urbanisierung entstanden größere Ansiedlungen und eine Differenzierung der Tätigkeiten. Unterschiedliche Gewerke entstanden. Die Familien produzierten nicht mehr alles für sich allein, sondern tauschten bzw. verkauften den Überschuss an andere. So begann der Handel, unterschiedliche Berufe bildeten sich und Handwerkszünfte wurden gegründet.

Je weiter sich eine Gesellschaft entwickelte, desto stärker wurde der Produktionsdruck für die Bauern. Vor allem die Stadtbewohner waren von der Nahrungsmittelproduktion anderer abhängig. Die Landwirtschaft musste immer mehr Menschen versorgen. Kriege und Unwetter reduzierten die Ernteergebnisse oft und brachten in der Folge Hunger und Elend über ie Bevölkerung. Man versuchte durch verbesserte Anbaumethoden, den Drei- bzw. Fünf-Felder-Anbau und die Verwendung natürlicher Wachstumsförderer die Ernteerträge zu verbessern. Mit der Mikroskopie im ausgehenden 19. Jahrhundert konnte man die Nährstoffe analysieren, die eine Pflanze zum Wachstum braucht. Daraus wurden von Forschern die ersten »künstlichen« Düngemittel entwickelt. Sie sahen die Vorteile in der Erhöhung der Erntemenge. Die Schäden durch Überdüngung der Böden und die Auswirkungen auf den menschlichen Organismus waren damals, auch von ihnen, noch nicht absehbar.

Die industrialisierte Landwirtschaft

Erst durch die ständig größer werdende chemisch-pharmazeutische Produktion im letzten Jahrhundert entstand die heutige Landwirtschaft mit ihrer intensiven Landnutzung unter Einsatz von Düngemitteln, Mitteln zur Unkraut- und Schädlingsbekämpfung, Massentierhaltung usw., die unterdessen fälschlicherweise als »normal« betrachtet wird.

Dass wir heutige biologisch und ökologisch produzierte Lebensmittel als »alternativ« bezeichnen, zeigt, wie weit wir uns von ursprünglichen Formen der Landwirtschaft entfernt haben. Wir hören allenthalben, dass die Nahrung, die wir benötigen, nur mithilfe von Tonnen von Düngemitteln und Pestiziden produziert werden können. Pestizide werden als »Pflanzenschutzmittel« bezeichnet, obwohl unterdessen klar ist, dass diese eher Pflanzen und Nutztiere töten als schützen. Selbst die alarmierenden Nachrichten über das Sterben von Insekten und Vögeln, die Nachweise der Giftstoffe im Menschen bringen nur langsam Veränderungen. Es lieg an uns, den Kunden, die die Nahrung kaufen. Wir können unser Denken ändern, biologisch kaufen und wirtschaften und so Veränderung auf dem Nahrungsmittelsektor bewirken. Wir können mit gutem Beispiel vorangehen, uns informieren und dafür sorgen, dass auch unsere Urenkel noch eine »grüne Erde« vorfinden.

FOLGEN DER INDUSTRIALISIERUNG DER LANDWIRTSCHAFT

»Normale« Zivilisationskost aus konventioneller Landwirtschaft ist durch Düngemittel und Pestizide belastet und enthält nicht die Mengen an basischen Bestandteilen, um Übersäuerung zu verhindern. Das zunehmend biologisch und ökologisch produzierte Lebensmittel gekauft werden, zeigt einen erfreulichen Bewusstseinswandel der Menschen und gibt Hoffnung auf Veränderungen.

Thiamin ist ein Vitamin der B-Gruppe (B1), das im Körper vor allem für die Umwandlung von Kohlenhydraten in Energie notwendig ist. Ein Mangel an Vitamin B1 schädigt Zellen und Organe, z. B. Muskel- und Nervenzellen. Dies kann lebensgefährlich sein und wird nicht nur durch geschälten Reis, sondern auch durch die Verwendung von Weißmehlprodukten ausgelöst, denen Vitamine und Mineralien entzogen wurden. Vitamin-B1-Lieferanten sind: Getreide, Eier, Kartoffeln und Hülsenfrüchte. Beri-Beri z. B. ist eine Vitamin-B-Mangel-Erkrankung (vor allem B1). Sie trat in Asien auf, als durch amerikanische Firmen der dort angebaute Vollkornreis gekauft und geschält wurde. Das Reishäutchen enthält alle Vitamine und Spurenelemente, doch diese Inhaltsstoffe wurden für die Produktion anderer Produkte verwendet. Der nährstofflose geschälte Reis wurde der armen Bevölkerung als Nahrung wiederverkauft, was gegen Ende des 19. Jahrhunderts zu politischen und humanitären Problemen führte. Leider steht auch heute die Rendite und nicht die Gesundheit der Kunden im Fokus der globalen Nahrungsmittelhersteller. Über Finanzgeschäfte werden Lebensmittelpreise weltweit gesteuert, sodass wichtige Grundnahrungsmittel in armen Ländern der sogenannten »Dritten Welt« teilweise kaum noch bezahlt werden können. Es ist daher unsere Aufgabe, beim Einkauf darauf zu achten, dass unsere Lebensmittel uns alle am Leben erhalten: uns als Kunden, weil sie wirklich lebenswichtige Nährstoffe bieten und nicht nur gut beworbener »Füllstoff« sind, aber auch die Erzeuger.

In vielen Ländern versuchen Konzerne sich Wasserrechte zu sichern, dies würde bedeuten, dass Trinkwasser nicht mehr frei zugänglich ist, sondern zu einem »Bezahl-Gut« wird. Eine Schreckensvorstellung für uns alle.

Wert-volle Nahrung

Nahrung sollte »wert-voll« sein und den ganzen Menschen »ernähren« – nicht nur seinen Magen füllen.

Wert und voll sind hier im doppelten Sinne richtig und wichtig. In der heutigen Medizin wird der Mensch nicht immer im Ganzen betrachtet. Krankheitssymptome werden getrennt vom Körper-Geist-Seele-System und von den Einflüssen seiner Ernährung und der Gesellschaft behandelt. Doch ergeben nur alle Teile des Puzzles das tatsächliche Gesamtbild. Die richtige Ernährung liefert Energie für Körper, Geist und Seele, macht leistungsstark und immun gegen äußere Angriffe jeder Art. Werden alle Bestandteile der Nahrung optimal genutzt und funktionieren alle Organe einwandfrei, dann kommt es nicht zur Verstopfung von Zellgeweben durch Ablagerungen und daraus resultierenden Erkrankungen.

> *Gesundheit, Kraft und gesunde Entwicklung kommen von richtiger Nahrung. Jeder Arzt muss ein geschickter Beobachter sein. Will er seine Aufgabe in richtiger Art und Weise erfüllen, dann muss er zuerst das Verhältnis erfassen und verstehen, das da existiert zwischen der Gesundheit des Menschen und den Speisen und Getränken, die er zu sich nimmt.*
>
> Hippokrates

»VOLLWERTIGE« GEISTIGE NAHRUNG

Sind unsere Nerven unbelastet, steuern sie unser »Lebensschiff« auf ruhigem und zufriedenem Wasser. Sehen wir »Nahrung« ganzheitlich, so gehört dazu nicht nur unser Essen. Wir benötigen auch geistige Nahrung durch Bücher, Gespräche und andere kulturelle Begegnungen. Leider liefern Fernseher, Film, Computer- und Handyspiele usw. viel elektronischen Müll. Auch wenn immer wieder behauptet wird, dass Gewalt in Filmen und Spielen nicht abfärben würde auf den Betrachter, sehe ich darin mehrere Gefahren für uns Menschen. Das Gehirn schaltet bereits nach 20 Minuten »Beschallung« durch zweidimensionale Medien auf »Stand-by«, die Gehirnaktivität fährt herunter bis hin zum Absterben von Gehirnzellen. Manfred Spitzer, der an der Universität Ulm Psychiatrie lehrt, kommt zu dem Schluss, dass Fernsehen die Köpfe der Kinder vermüllt und diese dumm und gewalttätig macht. Menschen vereinsamen, werden unkommunikativ und pflegen weniger echte Kontakte. Viele Medienkonsumenten verlieren mit der Zeit den Bezug zur realen Welt und stehen außerhalb der Gesellschaft.

Für mich zeigen folgende Entwicklungen klar das Resultat dieser Lebensform:

- die Verrohung der Menschen im Umgang miteinander,
- die Gleichgültigkeit gegenüber Mitmenschen,
- zunehmende Gewalt und Aggression im Umgang,
- egoistisches Handeln in allen Lebenslagen.

Nahrungsbestandteile und ihre Kommunikation im Körper

Unsere Nahrung setzt sich zusammen aus Kohlenhydraten, Aminosäuren (Eiweiße), Wasser, Phytohormonen, Phytofermenten, Vitaminen, vitaminähnlichen Substanzen, Pflanzfarbstoffen (z. B. das Antioxidans Chlorophyll), anorganische Substanzen wie Mineralien, Metalle usw.

Mit Ausnahme von Wasser bilden diese Bestandteile große Gruppen von Einzelsubstanzen, die hier nicht alle näher betrachtet werden können. Einige davon sind an anderer Stelle genauer beschrieben. Für alle gilt jedoch, dass sie »lebenswichtig« sind. Ohne sie kann der Körper nicht überleben, ohne Schaden zu nehmen. Vieles kompensiert der Körper für eine gewisse Zeit. Doch es ist wie bei einem Uhrwerk: Jedes Rädchen ist wichtig, und auch das kleinste Rädchen kann das System zum Stillstand bringen. Leider hat »der liebe Gott« bei unserer Produktion keine Kontrolllämpchen wie beim Auto eingebaut. Auf sie würde der Mensch vermutlich viel besser achten als auf die kleinen Körpersignale. Die lassen wir gerne außer Acht und wundern uns erst, wenn gar nichts mehr geht.

Der Körper teilt uns z. B. durch Hunger bzw. Appetit mit, was er gerade benötigt, z. B. B-Vitamine. Isst der Mensch dann etwas, in dem der vom Körper gewünschte Stoff nicht enthalten ist, dann wird weiterhin Bedarf angemeldet und erneut gegessen. Wenn dieses wieder nur »Füllstoff« enthält, wie helles Toastbrot, bekommt der Körper wieder kein ausreichendes Vitamin B. Daraus kann sich ein gesundheitsschädlicher Teufelskreis entwickeln.

Um Vitalität und Gesundheit des Körpers zu erhalten, brauchen wir:

- die Vitalität der im organischen Verbund belassenen Vitamine und Spurenelemente,
- die naturbelassene Eiweißstruktur ungekochter, pflanzlicher Lebensmittel,
- das richtige Verhältnis von Säuren und Basen in der Nahrung,
- genügend Bewegung zum Abatmen von Säuren und für vermehrte Schweißproduktion.

Ordnung und Signatur

Alles in unserer Welt folgt einer inneren Ordnung, die lebensunterstützende und -regulierende Strukturen enthält.

Über Generation adaptierte (angepasste) Kost ist für den Menschen gut verträglich. Wechselt der Mensch seinen Wohnort, trifft er u. U. auf veränderte Ordnungen des Lebens (Religion und Kultur) sowie auf andere Lebensmittel. Der Körper ist genetisch auf bestimmte Nährstoffe programmiert. Dieses Programm hat sich im Laufe der Evolution entwickelt und richtet sich nach den Nahrungsmitteln, die der Mensch im Bereich seines heimischen Lebensmittelpunktes vorfand. Veränderungen ergaben sich durch Auswanderungen und in den letzten Jahrhunderten durch Zugang zu neuen Lebensmitteln, die von Reisenden mitgebracht wurden, wie z. B. Kartoffeln oder Tomaten.

Der menschliche Körper braucht Jahrzehnte, bis der Stoffwechsel neue, ihm unbekannte Bestandteile aus Nahrungsmitteln vollständig aufschlüsseln und verarbeiten kann. Daher ist die Verträglichkeit von exotischen Lebensmitteln häufig gestört und führt zu Umstellungsproblemen bis hin zu vollständigen Unverträglichkeiten und den daraus resultierenden Erkrankungen:

So war in China und Japan Brustkrebs bis vor wenigen Jahren nahezu unbekannt. Erst seit die Bewohner dort vermehrt Fleisch und westliche Kost essen, tritt dieser häufiger auf. Soja ist für viele Menschen bei uns unverträglich, da es unbekannte Eiweißstrukturen enthält, während es in Asien meist gut vertragen wird. In Asien werden dagegen Kuhmilchprodukte von den Menschen oft schlecht vertragen, ihnen fehlt meist das Enzym Laktase, das zur Milchverdauung erforderlich ist.

Veränderungen der inneren Ordnung der Pflanzen durch selektive Zucht oder Genmanipulation haben ähnliche Effekte, durch sie entstehen häufig Allergien und Nahrungsmittelunverträglichkeiten.

Unverträglichkeit von Nahrungsmitteln

Allergien und Nahrungsmittelunverträglichkeiten nehmen drastisch zu. Die Ursachen liegen in der Verwendung künstlicher Zusatzstoffe und in der Veränderung der Eiweißstrukturen der Nahrung (z. B. Milch) und in den Fremdeiweißen aus Impfungen.

Zöliakie z. B. tritt nach Jahren der Weizenmanipulation auf und wird vermutlich u. a. durch den Verzehr von hochausgemahlenem Mehl (Typ 405) ausgelöst, dem praktisch alle wertvollen Stoffe entzogen wurden. Der ölhaltige Kern von Getreide wird schnell ranzig, wenn er vermahlen wird, daher wird das Vollkornmehl schlecht, wenn es zu lange gelagert wird. Da die im 18. Jahrhundert entstandene Lebensmittelindustrie jedoch viele Menschen beliefern wollte und erst größere Mengen an Mehl profitabel waren, kam man auf den Gedanken, diesen Kern zu entfernen und das Mehl mehr auszusieben, damit es länger hält. Dass auf diese Weise der für den Menschen wichtigste Stoff aus dem Getreide entfernt wurde, war zunächst nicht bekannt und später nicht mehr von Bedeutung. Denn das fast wertlose Mehl wurde werbeträchtig als »weißes« Mehl, das besonders schönes, helles Brot gibt, vermarktet. So wurde aus einem vollwertigen Produkt ein wertloses, krankmachendes Industrieprodukt.

Wir haben gelernt, dass reiche Menschen sich weißes Brot leisten können. Wir übernehmen die Denk- und Handlungsmuster unserer Vorfahren, ohne ihren Inhalt zu prüfen und mit unseren wirklichen Bedürfnissen abzugleichen.

Kann der Körper einen Stoff, der im zugeführt wird, nicht mit seinem genetischen Ordnungsmuster erkennen, wird die Verarbeitung erschwert, da er erst »lernen« muss, diesen Stoff aufzuspalten. Dieser Prozess dauert unter Umständen Jahre und so lange wird der Körper abwehrend reagieren. Zum heilenden Rhythmus des Lebens gehören die gesunden Mahlzeiten, sie unterstützen und regulieren unsere seelisch-körperlich-geistige

Ordnung. Störungsfrei Mahlzeiten sind entspannte Mahlzeiten und pflegen Seele und Körper, die auf Essen gerichtete Wahrnehmung (also ohne Fernseher und Handy) fördert den Geschmack und macht selbst aus einem einfachen Essen ein angenehmes Erlebnis.

Was tut uns besser als ein gutes Essen, in Ruhe genossen oder mit netten Menschen zusammen im Gespräch?

Im Einklang mit der Natur sein

Ich bin der Meinung, dass der Mensch umso kränker wird, je mehr er sich von der Natur und natürlichem Leben entfernt.

So wird häufig die wärmende und kühlende, trocknende und befeuchtende usw. Wirkungsweise von Obst, Gemüse und anderen Nahrungsmitteln nicht mehr berücksichtigt.

- Menschen, die aufgrund ihrer Konstitution wärmende Lebensmittel benötigen, essen ständig Salate, die womöglich noch aus der Kühlung kommen. Sie glauben sich etwas Gutes zu tun, frieren jedoch ständig, sind oft erkältet und haben verspannte Muskeln.

- Wir Mitteleuropäer essen im Winter gern Südfrüchte, auch als Vitamin-C-Lieferanten. Doch Mandarinen und Orangen kühlen den Körper. Sauerkraut und Wirsing, unsere klassischen Wintergemüse, haben deutlich mehr Vitamin C. Orangensaft sollte nie aus dem Kühlschrank getrunken werden, sondern zimmerwarm, sonst kühlt er uns noch mehr herunter.

- Essen wir bei Erkältungen Joghurt und andere Milchprodukte, verstärken sie die Verschleimung. Manche Menschen sind nicht immer erkältet, wenn Absonderungen auftreten, sondern sind einfach durch den Genuss von zu vielen Milchprodukten verschleimt.

- Läuft die Nase wie ein Wasserkränchen, sind häufig keine Bakterien schuld daran, sondern das falsche Kochsalz. Aus einfachem Kochsalz werden industriell alle nützlichen Begleitmineralien beseitigt. Das übrigbleibende Natriumchlorid wird deshalb schlechter vom Körper aufgenommen und produziert das »Naselaufen«, da Wasser nicht mehr in den Schleimhäuten gebunden wird. Verschlimmert wird dies durch Kochsalz, dem Jod zugesetzt wird. Verwenden Sie lieber hochwertiges Meersalz, Salinen- oder Himalayasalz ohne künstliche Zusätze von Fluor und Jod.

Beim Kochen der Nahrung gehen Nährstoffe verloren. Gemüse verliert vor allem beim Aufwärmen bis zu 90 % seiner Wertstoffe. Da Nahrung aus Dosen mehrfach erhitzt wurde, ist sie nicht mehr vollwertig und sollte vermieden werden. Zudem können aus den Dosenwänden Fremdstoffe ins Essen gelangen, vor allem Schwermetalle.

Nahrungsmittel, die selbst in Gläsern eingekocht werden, haben weniger Verlust an Wertstoffen. Die Brühe ist außerdem ein einigermaßen basisches Lebensmittel.

Naturbelassene Eiweißstrukturen ungegarter Lebensmittel werden in körperverfügbares Eiweiß umgewandelt, das zum Strukturaufbau geeignet ist. Behandeltete Eiweiße wie in Milch und Käse verändern die Strukturen, sind schwerer verdaulich und liefern zudem mehr Säuren. Bei Quark und Käse aus wärmebehandelten Produkten ist das sehr ausgeprägt und führt zu Blähungen und zur erhöhten Belastung mit Schlacken.

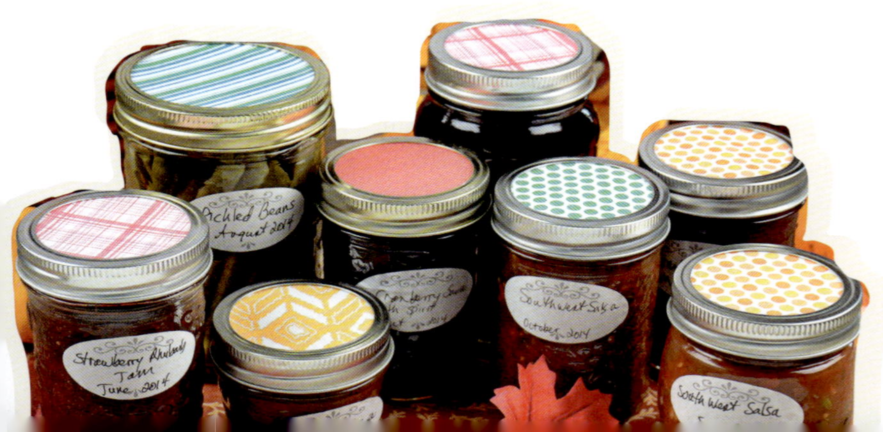

Die Überfrachtung der Fleischprodukte durch Histamin wird zum Allergieauslöser für viele Menschen. Der moderne Transport von Tieren über lange Strecken und in vollgestellten LKWs ist Stress für die Tiere. Die Wartezeiten im Schlachthof, wo sie die Angst ihrer »Vorgänger« spüren, führen zur Ausschüttung von Adrenalin und Histamin. Wir nehmen durch das Essen von Fleisch und Fleischprodukten dieser Tiere diese Stoffe auf: Sie reduzieren die Fähigkeit unseres Organismus, allergene Stoffe zu unterscheiden und zu verarbeiten. Adrenalin führt zu erhöhtem Blutdruck und steigert die Aggressionsbereitschaft sowie die Entstehung von Angst und Panikattacken.

Für wissenschaftliche Studien wurden in den USA Gefangene und Schüler von Brennpunktschulen drei Monate lang vegetarisch ernährt. In dieser Zeit verbesserte sich nicht nur ihr Gesundheitszustand, auffällig war auch die Verhaltensveränderung. Gewalt und Aggressivität nahmen deutlich ab und proportional ähnlich veränderte sich das Sozialverhalten positiv.

Je natürlicher und ökologischer die Produktion und Tierhaltung sind, desto mehr dienen sie unserer Gesundheit und dem Erhalt unserer Erde. Daher erlaube ich mir hier zwei Zitate zu Bio-Lebensmitteln einzufügen.

»Der Infodienst des Bundesministeriums für Ernährung, Landwirtschaft und Verbraucherschutz gibt darüber eine eindeutige Auskunft: Bio-Lebensmittel sind gesünder. Sie enthalten weniger Nitrat, mehr Nährstoffe und sind geeigneter für allergieempfindliche Menschen.«

[Quelle: www.plant-wissen.de/gesellschaft/lebensmittel/bio_lebensmittel]

Definition von »Bio«

Das staatliche Bio-Siegel wurde 2001 eingeführt, um Produkte, die gemäß der EG-Öko-Verordnung hergestellt wurden, für den Verbraucher auf den ersten Blick erkenntlich zu machen. Es kennzeichnet Lebensmittelprodukte, die aus kontrolliert ökologischer Landwirtschaft stammen. Mittlerweile wurden über 60.000 Produkte (Stand 2011) mit dem Bio-Siegel zertifiziert.

- *Die Zutaten der Produkte müssen zu 95 % aus dem ökologischen Landbau stammen;*
- *die Anwendung der Gentechnik ist verboten;*
- *auf chemisch-synthetische Pflanzenschutzmittel sowie mineralische Stickstoffdünger wird verzichtet;*
- *artgerechte Tierhaltung muss gegeben sein;*
- *die Futtermittel sollen im Betrieb selbst erzeugt werden, die Verwendung einer begrenzten Anzahl an nicht ökologisch erzeugten Futtermitteln ist zugelassen;*
- *die Zugabe wachstumsfördernder Stoffe oder die Veränderung des Reproduktionszyklus der Tiere ist verboten;*
- *zur Behandlung von Erkrankungen der Tiere sind pflanzliche oder homöopathische Arzneimittel vorzuziehen.*

[Quelle: www.nachhaltigkeit.info/artikel/nachhaltige_guetesiegel_fuer_lebensmittel_1782.htm]

Über die Bedingungen der oben genannten Verordnung hinaus haben einige Verbände bereits vor Jahrzehnten (Demeter ab 1924) eigene Grundlagen für biologischen Anbau und Tierhaltung erarbeitet.

Es ist unterdessen belegt, dass Lebensmittel aus biologischem Anbau im Durchschnitt weniger Rückstände aus Pflanzenschutzmitteln enthalten als Lebensmittel aus konventionellem Anbau.

Insbesondere Orangen, Pfirsiche und verschiedene Küchenkräuter aus konventionellem Anbau überschreiten häufig die vorgeschriebenen Höchstwerte an Pflanzenschutzmittelrückständen.

So ist z.B. Nitrat ein Stoff, der im biologisch angebauten Gemüse deutlich weniger nachgewiesen werden kann, als im konventionell angebautem. Nitrosamine, Stoffwechselprodukte des Nitrats, stehen in Verdacht, Krebserkrankungen zu begünstigen.

Dass Bio-Obst oder Gemüse reicher an sekundären Pflanzenstoffen sind, konnte bisher noch nicht wissenschaftlich belegt werden. Allerdings zeigen Untersuchungen mit unterschiedlich angebauten Äpfeln bei ausgesuchten Sorten, das Bio-Äpfel tendenziell über ein größeres antioxidatives Potenzial verfügen. Antioxidantien wird unter anderem eine gesundheitsfördernde Wirkung im Zusammenhang mit Krebsprävention zugeschrieben.

Auch bei Milch konnte ein Unterschied bzgl. gesundheitsfördernder Substanzen nachgewiesen werden. So enthält Milch von biologisch gehaltenen Kühen mehr Omega-3-Fettsäuren, mehr Antioxidantien und mehr Vitamine.

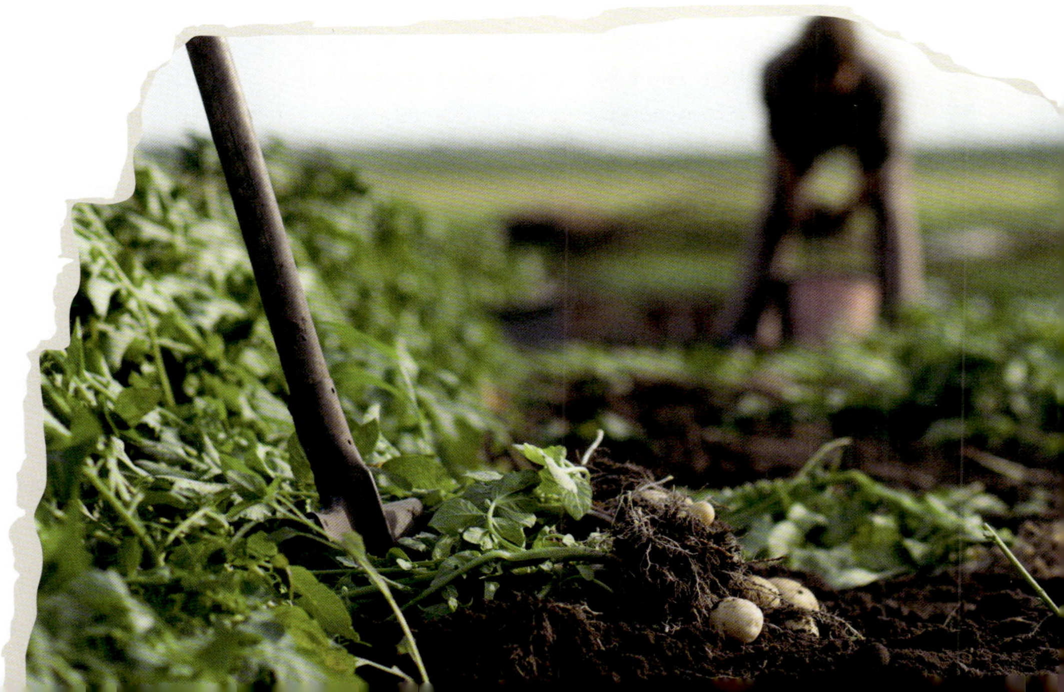

WIE ÜBERSÄUERUNG ENTSTEHT UND VERHINDERT WERDEN KANN

Wir fragen uns: Wo kommt Übersäuerung her und was habe ich falsch gemacht? Die Antwort liegt in der Summe der kleinen Dinge, die unser Leben scheinbar schön und bequem machen, uns Genuss bereiten. Die Summe all dessen tut uns aber nicht immer gut.

Unsere heutige Lebensweise sorgt für einen beständigen Zufluss an säurehaltigen Substanzen, die unser Körper verarbeiten muss:

- zuckerhaltige Nahrung,
- ausgemahlene Getreideprodukte (Weißmehl, geschälter Reis und helle Nudeln),
- große Mengen an tierischem Eiweiß aus Fleisch- und Milchprodukten,
- Konservierungs-, Farb- und sonstige Zusatzstoffe.

Dazu kommen:

- Gifte aus Verkehr und Arbeitswelt,
- Gifte aus Dünger, Insektiziden, Pestiziden,
- Hormone und Medikamente in der konventionellen Fleischmassenproduktion, die nur noch wenig mit der Aufzucht von Tieren zu tun hat.
- Reduzierung der basischen Anteile in der Nahrung durch Saatgutveränderung.

Vielen Dingen können wir in Umwelt und Arbeitswelt kaum noch entgehen, wir sollten dennoch versuchen sie zu reduzieren.

Was kann ich tun?

Ganz einfach: Ein paar Dinge verändern!

Das Loslassen von alten Gewohnheiten erscheint nur im ersten Moment schwierig, ist aber ein Akt der Bewegung und wirkt befreiend. Sie gehen jeden Morgen aus Ihrer Haustüre, auch das ist ein Akt des Loslassens, und genauso einfach ist es, Essens- und Lebensgewohnheiten loszulassen, wenn Sie sich der Werte bewusst sind, zu denen Sie hinwollen.

Neue Wege gehen

Laut einiger Biologen ist der Körper bzw. die einzelne Zelle »endlos« reproduktionsfähig.

Man geht davon aus, dass die derzeitige Gehirnkapazität des Menschen bei 220 bis 250 Jahren liegt und der Körper das problemlos aushält! Laut Erich Roucka wäre eine Lebensverlängerung von 50 % bis 100 % sehr realistisch umsetzbar, er hat z. B. Mäuse gehalten und diese sind durch speziell nährstoffeiche Nahrung 10 Jahre und mehr geworden, das normale Alter liegt zwischen 2 und max. 5 Jahren.

Hört sich doch gut an, oder? Und wir sollten einiges dafür tun, um diese Theorien zu beweisen. Oder sind Sie so übersäuert, dass Sie zu müde zum Leben sind?

Ich würde mich freuen, wenn Sie, liebe Leser, mich in 50 oder 100 Jahren mal informieren, wie es Ihnen geht. Wir können dann ja unsere Erfahrungen austauschen und ein neues Buch über »die neuen Alten« schreiben. Lesen Sie dazu z. B. im Internet von Forschern um Dean Ornish von der University of California über die Länge der sogenannten Telomere und darüber, welchen Einfluss vegetarische Ernährung auf das Lebensalter hat.

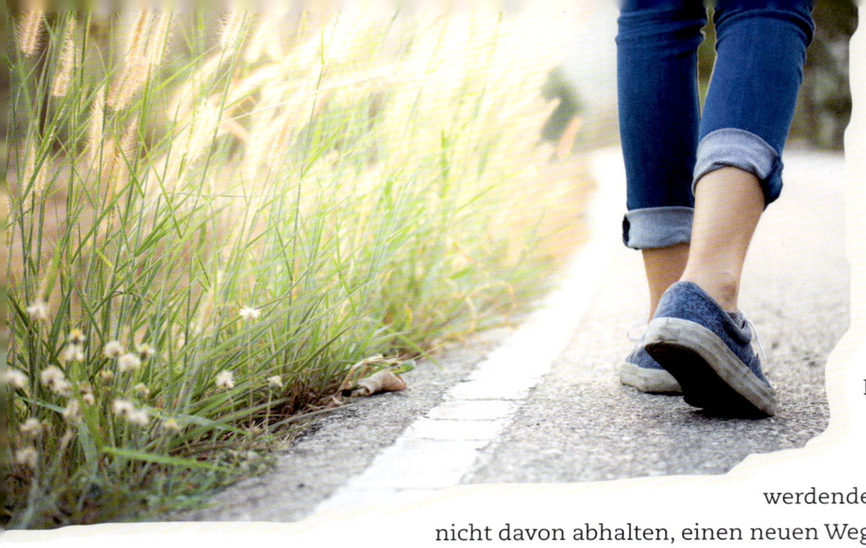

Lassen Sie sich von der heute demenzieller werdenden Gesellschaft nicht davon abhalten, einen neuen Weg zu gehen. Und: Fangen Sie früh genug damit an, denn die Entschlackung von Augen und Gehirn braucht im Vergleich zum restlichen Körper am längsten. Unser Körper schützt immer die lebenswichtigen Organe zuerst und leider gehören Augen und Hirn nicht dazu.

Jahrzehntelang galten die vormals bekannten Therapien von Sebastian Kneipp, Johann Schroth, Dr. Wilhelm Heinrich Schüßler und Pastor Emanuel Felke als verstaubte Therapie der Alten. Diese Einstellung ändert sich seit einiger Zeit. Immer mehr Menschen greifen auf diese und andere altbewährte Heilformen zurück, da sie sich in ihrem Wunsch nach Heilung von der Schulmedizin getäuscht sehen. In vielen Fällen ist die Hilfe der modernen Medizin ein Segen und nicht aus unserem Leben wegzudenken. Bei der Behandlung der Folgen unserer »Zivilisationssünden« (ungesunde Ernährung, zu wenig Bewegung, zu viel Stress) können jedoch die Naturheilkunde und die »alten« Heilformen größere Hilfen sein. Sie erfordern von uns ein Umdenken, das Übernehmen der eigenen Verantwortung für Körper und Seele sowie veränderte Lebensgewohnheiten.

Sind wir dazu bereit, wird das mit Vitalität und Gesundheit belohnt! Seien Sie sicher, wenn Sie den neuen Weg einmal eingeschlagen haben, wird Ihnen all das begegnen, was Sie benötigen. Die nachfolgenden benannten »Hilfen« auf diesem Weg sind von mir entweder selbst erprobt oder wurden erfolgreich in meiner fast 20-jährigen Arbeit als Heilpraktikerin eingesetzt.

Sollten Sie in diesem Buch nicht das finden, was Sie anspricht, sind vielleicht andere Bereiche der Naturheilkunde für Sie interessant: die Hildegard-von-Bingen-Heilkunde, Phytotherapie, Homöopathie oder die chinesische und ayurvedische Medizin.

WER DENKT?

Unser Denken spielt eine wichtige Rolle. Je negativer wir unseren Alltag bewerten und gestalten, je mehr wir uns Sorgen machen und an allem und jedem zweifeln, desto gefährdeter sind wir für eine seelische »Übersäuerung«.

Seelische Verletzungen, die wir uns selbst zufügen durch Selbstzweifel und mangelndes Selbstvertrauen, führen ebenso zu Stauungen im »Lebensfluss« wie Verletzungen, die uns in ähnlicher Form von außen betreffen. Jeder Groll, den wir hegen, kann zu Verhärtungen im Körper führen.

Wir denken uns immer selbst und das können wir auch jederzeit ändern!

Machen wir uns frei von solchen »Altlasten«, dann brechen nicht nur Seelenprobleme in sich zusammen, sondern brechen auch z. B. Ablagerungen in den Gelenken wieder auf.

Hören Sie, was Sie denken. Und korrigieren Sie sofort! Wenn Sie z. B. schlecht aus dem Bett kommen und morgens denken »schon wieder so ein sch... Tag«, korrigieren Sie sich: »Ich bin etwas müde, aber ich gebe dem Tag eine Chance.«

Formulieren Sie immer positive Aussagen. Verzichten Sie auf die Verwendung von »*nicht*« und »*kein*«. Arbeiten Sie mit kleinen Zielen. Kontrollieren Sie Ihre Gedanken: erst mal eine Stunde am Tag, dann mehrmals am Tag und letztlich wird es ein Automatismus.

Unser Unterbewusstsein ist unser »Lebensregisseur«, es setzt alles um, was wir uns wünschen. Unsere Wünsche müssen wir ihm klar, deutlich, positiv und unmissverständlich mitteilen. Jeden Tag! Verneinungen sind nutzlos. Wiederholungen sind dagegen erforderlich. Erst nach mindestens 21 Durchgängen manifestiert sich etwas fest in unserem »Programm«.

Hören Sie gut hin: »Ich ärgere mich! Ich schäme mich! Ich schaffe es nicht! Ich bin nicht gut genug!« Das und viele andere unschöne Dinge sagen wir uns selbst und tun uns mit dieser negativen Einstellung nicht gut. Uns »runtermachen« können wir selbst am besten.

Warum? Das ist egal! Es hilft Ihnen nicht, diese Frage zu analysieren. Denn dann kleben Sie weiterhin an Ihrem Problem und nichts ändert sich.

Die Lösung ist:
Veränderung – sich bewegen – sich erneuern!

Jeder kleine Schritt ins Positive wird Ihr Leben besser machen. Lächeln Sie sich morgens im Spiegel an. Seien Sie geduldig mit sich und bleiben Sie konsequent positiv. Denken Sie immer daran, Gott hat die Welt in sieben Tagen geschaffen, dann werden wir doch 14 oder 21 Tage brauchen dürfen, um uns zu verändern, oder?

Orientieren Sie sich an schönen Dingen und an erfolgreichen Menschen, greifen Sie nach den Sternen und suchen sich neue Ziele. Alles Neue bringt Schwung ins Leben, macht frisch und gesund. Tun Sie Dinge, die Freude und viel Spaß machen.

Lachen macht basisch!

DIE DREI PHASEN DER ÜBERSÄUERUNG UND IHRE SYMPTOME

»Wie innen, so außen«, sagten schon die alten Griechen. Was hat sich daran geändert? Nichts!

Zu viele Säurereste im Inneren machen auch im Außen »sauer«, d. h., wir sind unleidlich, ärgerlich oder aggressiv im Umgang mit uns und anderen. Wenn zu viel Säure den Körper belastet, dann werden wir auch in unserem Verhalten sauer: auf den Partner, den Chef und die Welt – letztlich auf uns selbst.

Denn zu viel saure Stoffwechselreste lagern sich im Körper ab und

- behindern den Transport von Nährstoffen,
- reduzieren die Herstellung von Botenstoffen für das seelische Gleichgewicht,
- machen schlechte Laune, unglücklich und depressiv.
- »Sauer macht nicht lustig«, sondern miesepetrig. Und wo die »saure Energie« weitergegeben wird, verändern wir uns, unsere Umgebung und letztlich die Gesellschaft.

Die Einteilung der drei Phasen beruht auf meiner Praxiserfahrung. Die erste Phase betrachten wir, ohne Kenntnis des Säure-Basen-Gleichgewichts, nicht als Warnsignal, unseren Lebensstil zu prüfen. Von der Medizin werden diese Merkmale meist auch nicht als Symptom betrachtet und auch nicht als Vorstufe zu Erkrankungen gewertet.

Erst ab Phase II spricht man von Erkrankungen, sieht sie medizinisch aber nicht im Zusammenhang mit Übersäuerung.

Es ist schwierig, den jeweiligen Grad der Übersäuerung (Acidose) exakt festzulegen, da eine Messung im Körper nicht direkt möglich ist. pH-Überschüsse können zwar im Urin gemessen werden, müssen aber nicht dauernd vorkommen. Gelegentlich kommt es auch zu einem Stau im Stoffwechsel, der verhindert, dass das Zuviel an Säure über den Urin ausgeschieden werden kann.

In diesem Fall kann die Übersäuerung nur anhand ihrer Symptome erkannt werden. Dem Körper fehlt Sauerstoff, er puffert die überschüssigen Säuren mit Ammonium und lagert sie in den Geweben ab. Erst die Entsäuerung bringt diesen Stau wieder in Bewegung.

Dr. Friedrich Bösser konnte bei Infektionskrankheiten hohe Harnsäurewerte feststellen. Daher ging er auch in diesem Fall von einer Übersäuerung des Körpers als Ursache aus.

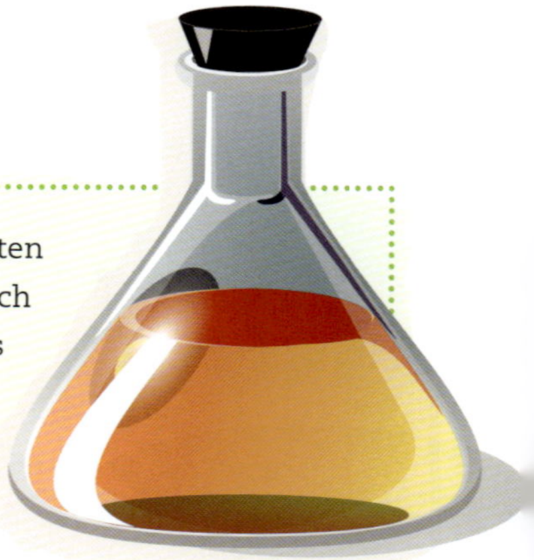

1. Phase: Abweichungen im Wohlbefinden:

- morgens das Gefühl, nicht ausgeschlafen zu sein,
- schlechte Laune,
- müde Augen am Morgen,
- Hustenreiz ohne Infektion,
- Schleimabsonderungen aus Nase und Bronchien ohne Infekt,
- Hautjucken, vor allem des Rückens und der Beine,
- Schwitzattacken innerhalb und außerhalb der Wechseljahre, oft nachts oder nach Mahlzeiten,
- empfindlich gegenüber Kälte und Feuchtigkeit,
- Muskelverspannungen, vor allem im Schulter- und Nackenbereich.

2. Phase: Schwächung der lebenswichtigen Grundregulation:

- häufige, kleine Infekte bzw. Erkältungen (Viren, Bakterien und Pilze, gedeihen nur in saurem Milieu, daher gehen alle Infektionserkrankungen mit sauren Stoffwechselzuständen einher),
- schlechte Laune, Unlust,
- Müdigkeit tagsüber, vermehrt nach dem Essen,
- Schlafstörungen.

3. Phase: organische Beschwerden

- Die Funktionen von Nieren, Darm, Leber und der Schleimhäute von Lunge und Bronchien sind durch die Säureüberlastung beeinträchtigt.
- Die Ablagerungen der Säurereste
  - verkleben Muskel- und Bindegewebe,
  - lagern sich in Gelenken und Organen ab (Folge: Arthrose, Gallen- und Nierensteine),
  - verursachen Steifheit, Starre, Schmerzen, Verhärtungen, Gicht, Bewegungseinschränkungen, rheumatische Erkrankungen und letztlich Gelenkszerstörungen.

SICHT- UND SPÜRBARE ZEICHEN DER ÜBERSÄUERUNG

Viele Anzeichen einer beginnenden Übersäuerung und der damit einhergehenden Reduzierung der Körperkraft nehmen wir nicht bewusst wahr oder ignorieren sie einfach als Alltags- oder Altersbeschwerden.

Nehmen wir uns jedoch die Zeit und hören auf die kleinen Warnsignale, so können wir dem Körper frühzeitig helfen, den Folgen der Übersäuerung sofort nach ihrem Auftreten zu begegnen. Je länger wir warten, desto größer sind die Schäden. Das ist wie bei einem Auto: Schon ein kleiner Kratzer kann rosten und im Laufe der Zeit einen größeren Schaden verursachen. Wir laden dem Körper Päckchen für Päckchen an Belastungen auf und wundern uns dann, wenn er nicht mehr kann.

Mithilfe der folgenden Schilderungen von entstehenden Beschwerden können Sie jede, auch kleine Abweichung vom »Normalzustand« erkennen und dann entsprechend handeln.

Der Zeitraum, bis die Säureflut den Körper überlastet und entsprechende Symptome auslöst, ist von der Lebensweise jedes Einzelnen abhängig. Die Erfahrungen haben gezeigt, dass bis vor einigen Jahren die »40« eine Art magische Grenze war, ab der die ersten »Wehwehchen« beginnen. Leider werden diese oft als erste Altersanzeichen gewertet und von der Medizin auch so bestätigt.

Doch dem ist nicht so: Das »Glas« ist dann einfach »voll«, und der Körper kann die Verschlackung nicht mehr kompensieren. Oft fragen die Menschen: »Warum sind die Schmerzen so plötzlich gekommen? Gestern tat mir noch nichts weh.« Dies liegt daran, dass in der »Füllphase« unseres Schlackendepots oft nur geringe oder gar keine Befindlichkeitsstörungen entstehen. Erst wenn das »Glas voll ist«, kommen deutlich spürbare Beschwerden.

Inzwischen zeigt sich, dass sich in der Fast-Food-Generation die magische Grenze nach unten verschoben hat und teilweise bereits von Kindern erreicht wird.

Deshalb ist es umso wichtiger, auf die ersten Anzeichen einer Übersäuerung zu achten und ihnen entgegenzuwirken.

Körperliche Schäden durch Übersäuerung

Sie zeigen sich allgemein durch

- Schmerzen, ausgelöst durch spürbare und sichtbare Ablagerungen von nicht verarbeiteten Reststoffen im Gewebe und in Gelenken,
- Schäden des Gewebes, der Gelenke und Organe,
- eine verzögerte Versorgung und Regeneration der Zellen durch fehlende Mineralien, die der Körper zur Vermeidung des Säure-Kollaps verwenden muss statt zur Produktion neuer Zellen.

Für den Therapeuten werden Schäden auch durch die Antlitzdiagnostik nach Dr. Schüßler und den Anzeichen der Pathophysiognomik erkennbar. Bestimmte Anzeichen der Antlitzdiagnose finden Sie nachstehend bei der Darstellung der einzelnen Körperbereiche. Mehr dazu in meinen Büchern zu den Schüßler-Salzen (siehe Literaturhinweise).

DAS BINDEGEWEBE

Das überall im Körper vorhandene Bindegewebe ist der erste Anzeiger einer Säureüberlastung mit sicht- und spürbaren »Alterungserscheinungen«, wie z. B. Zellulite und wandernde Gewebeschmerzen. Es verfügt über viele

Schmerzrezeptoren und wenn Menschen über Schmerzen in den Gelenken klagen, so sind es meist nicht die Knochen, sondern die umliegenden Gewebe, Bänder, Kapseln, Muskeln und Bindegewebe, die wegen säurebedingter Veränderungen schmerzen. Inzwischen hat dies auch die Schulmedizin erkannt. Seit einiger Zeit werden auch hier die Faszien (die Schichten aus Bindegewebe um die Muskeln herum) als Problemzone behandet. Etwas, das man in der Naturheilkunde schon seit Jahrzehnten kennt.

Von der Übersäuerung sind neben den Faszien der Muskeln, den Knorpelschichten der Gelenke und Sehnen auch die Schütz- und Hüllschichten um die Organe und sowie die Haut betroffen. Folgende Beschwerden und Erkrankungen können auftreten:

- Muskelverspannungen,
- unspezifischer Gewebeschmerz,
- rheumatische Erkrankungen.

Bei diesen Symptomen sind sowohl der Transport in die Zelle als auch der Entsorgungsweg gestört. Das Bindegewebe ist durch die Speicherung und Ablagerung von Säureresten und die mangelnde Durchfeuchtung geschwächt:

- Es wird spröder und durch die Verdickung der Fibrillen und Fibroblasten (Zwischenzellsubstanz) zäh, unbeweglich und schmerzhaft.
- Schadstoffe werden nicht mehr abtransportiert: es entstehen Fettknoten, Myogelosen (schmerzhafte Einlagerung), Arthroseknoten und andere Ablagerungen sowie Arthritis.

Wird das Bindegewebe nicht mehr ausreichend mit Nährstoffen und Wasser versorgt, führt das zu:

- Müdigkeit, Steifigkeit von Muskeln und Gelenken und Unruhe in den Beinen (»restless legs«),
- Vitalitätsverlust und Bewegungseinschränkung,

- Schmerz, Verschleiß und Abbau der Knorpel- und Knochensubstanz, Osteoporose.

Ein wichtiger Bestandteil des Bindegewebes ist das Kollagen. Es wird durch Säure belastet und reagiert mit Alterungserscheinungen. Das Bindegewebe wird unelastisch und schrumpft. Wir sehen im wahrsten Sinne des Wortes »alt« aus. Die Haut wird faltig und spröde. Schrumpfendes Gewebe zeigt sich als Cellulite an den Extremitäten. (Die »Winkeärmchen« der Damen gehören übrigens nicht dazu, sie entstehen durch Bequemlichkeit, also hoch die Ärmchen und für Bewegung sorgen.)

KNOCHEN UND GELENKE

Im Kindesalter kennen wir den Wachstumsschmerz in den Knochen. Dem Körper fehlt für das Wachstum das notwendige Calcium, welches die Beschwerden schnell wieder beendet. Während es im Wachstum um den Aufbau der Knochensubstanz geht, müssen wir in späteren Jahren mit der Hilfe von Calcium den Abbau der Substanz verhindern. Da der Körper bei einer Übersäuerung alle Möglichkeiten zur Neutralisierung ausschöpft, entnimmt er den Knochen, den Zähnen und dem Bindegewebe die körpereigenen basischen Mineralstoffvorräte. Das führt zu Osteoporose, Arthritis und rheumatischen Beschwerden. Auch Menschen, die an Osteoporose leiden, klagen über Knochenschmerzen.

Folgende Anzeichen weisen darauf hin, dass der Abbau der Substanz im Gange ist:

- Fuß- und Wadenkrämpfe, vor allem nachts, Krämpfe der großen Extremitäten,
- Kribbeln in Armen und Beinen (in Ruhe verstärkt),
- Gelenkschmerzen.

Verschlimmert wird die Situation, weil durch Übersäuerung auch das Drüsen- und Hormonsystem in seiner Funktion beeinträchtigt wird. Schilddrüse und

Nebenschilddrüse sind an der Regulation des Calciumhaushaltes beteiligt. Die Hormonveränderungen der Wechseljahre können eine extreme Verstärkung der Symptome auslösen. Ist der Säure-Basen-Haushalt im Gleichgewicht, treten deutlich seltener die sogenannten typischen Beschwerden des Klimakteriums wie Hitzewallungen, Stimmungsschwankungen auf. Häufig wird ohne gezielte Hormonuntersuchung Östrogen verabreicht, das führt nicht nur zu mehr Verschiebungen bei den Hormonen (oft fehlt eher DHEA oder Progesteron), sondern verstärkt die Übersäuerung, und damit Wechseljahressymptome und Osteoporose.

Anstelle von Hormonbehandlungen sind hohe natürliche Calciumgaben, Schüßler-Salze, Vitamin D, viel Sonne und frische Luft erforderlich.

BLUT, VENEN UND ARTERIEN

Unsere Adern dienen der Blutförderung und ihre Funktionsfähigkeit entscheidet häufig über unser Leben. Das Bindegewebe in diesen Gefäßen muss stabil sein, damit keine Dilatationen (Aufweitungen) entstehen. Die Wände sollten glatt sein, damit keine Reste anhaften können. Wenn dies nicht der Fall ist, entstehen durch Ablagerungen in den Venen Krampfadern und in den Arterien Arteriosklerose und als Folge davon Bluthochdruck oder Schlaganfälle. Sind die Gefäßwände rau und unelastisch, neigt der Mensch darüber hinaus zu kalten Händen und Füßen.

Eine pH-Senkung in den roten Blutkörperchen reduziert deren Beweglichkeit, dies beeinträchtigt (unabhängig vom restlichen pH-Wert im Blut) die Fließgeschwindigkeit des Blutes und trägt zur Entstehung von Beschwerden wie Krampfadern, Besenreisern sowie müden und schweren Beinen bei. Durch verklumpte Blutkörperchen kann ebenfalls ein Schlaganfall oder eine Lungenembolie ausgelöst werden.

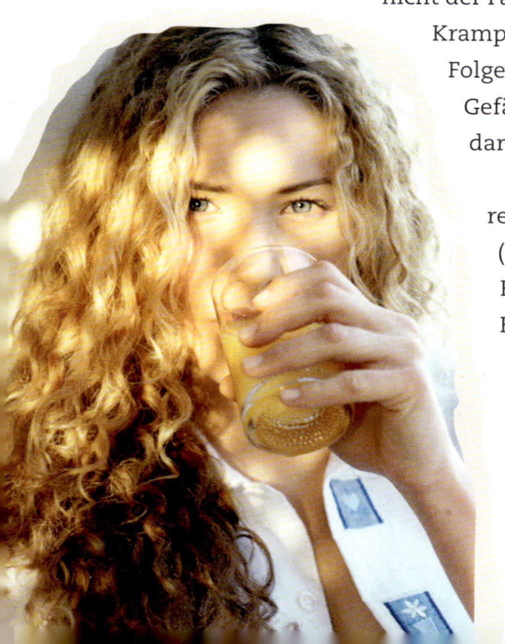

HAUT

Wenn Schadstoffe nicht mehr ausgeleitet werden, bilden sich:

- Pickel, Mitesser, Furunkel,
- mehr Schweiß (oft sauer riechend),
- fettige, sauer riechende Ausscheidungen,
- Milien, Xanthelasmen (Erhebungen an den Augenlidern).
- Weil Nährstoffe und Wasser nicht mehr ausreichend durch das »verstopfte« Bindegewebe abtransportiert werden, entstehen:
  - Falten,
  - Alterungserscheinungen, Spannungsverlust der Haut,
  - trockene bis spröde Haut mit Neigung zur Schuppenbildung.
- Druckschmerz der Haut:
  Die in der Haut abgelagerten Stoffe und nicht abtransportiertes Wasser lassen das Hautuntergewebe anschwellen. Es wird prall wie einen Luftballon, sodass durch den Druck auf die Schmerzrezeptoren jede Berührung schmerzhaft wird. Bei lang andauernden Erkrankungen und Immobilität eines Menschen führt das zu offenen Stellen der Haut, der Körper schafft sich einen »Abfluss«.

SONNENUNVERTRÄGLICHKEIT UND SONNENALLERGIE

Je höher die Säurekonzentration auf der Haut, desto empfindlicher ist der Mensch gegenüber Sonneneinstrahlung. Fehlt durch Mangelernährung und Übersäuerung Calcium, neigt die Haut zu Sonnenallergien und Sonnenbrand.

Hohe Gaben von Calcium wirken der Sonnenallergie entgegen, sie sind vor ausgiebiger Sonnenbestrahlung vorbeugend einzunehmen, am besten als Kur mindestens drei Wochen vor dem Urlaub (Schüßler-Salze Nr. 2). Bei einer akut auftretenden Sonnenallergie sollte hoch dosiertes Calcium angewendet werden, z. B. aus Ampullen, und die Haut mit basischen Badesalzen abgewaschen werden.

Mein persönliche Erfahrung:
Meine frühere Sonnenempfindlichkeit ist völlig verschwunden und meine Haut ist leicht gebräunt, seit ich meine Ernährung in Richtung basischer Kost verändert habe. Die verhindernde und heilende Wirkung der Schüßler-Salze Nr. 2 und Nr. 4 bei Sonnen- und anderen Allergien bestätigte sich auch bei vielen meiner Patienten.

MUND, ZUNGE, ZÄHNE UND ZAHNFLEISCH

Auftretende Veränderungen:

- Ein saurer bis fauliger Mundgeruch,
- metallischer und/oder saurer Geschmack.
- Die Lippen werden schmal, die Mundwinkel ziehen sich nach unten,
- auf der Zunge weißgrauer, zäher Belag,
- gelber bis brauner Belag im hinteren Mittelbereich der Zunge sowie Zahneindrücke an den Seiten durch fortgeschrittene Leberbelastung,
- Risse und Furchen auf der Zunge,
- Zahnfleischrückgang.

Nahezu alle Zahnprobleme resultieren aus dem Mineralstoffmangel und dem Säureüberschuss im Körper.

Die frühkindliche Versorgung mit Milchersatzprodukten auf Kuhmilchbasis legt hierfür vielfach die Grundlage. Die Verwendung von ziegenmilchbasierter Nahrung wäre sinnvoller, da die Eiweißverarbeitung für den Körper einfacher ist. Das Stillen des Kindes ist noch sinnvoller, allerdings muss dann auch die Mutter auf eine ausgewogene Ernährung achten und auf eine ausreichende Calciumversorgung achten.

Bei Zahnfleischproblemen fehlt häufig zusätzlich Vitamin C (Beginn von Skorbut). Gezuckerte Getränke und das Zuviel an Süßigkeiten sind eine Katastrophe und dafür verantwortlich, dass Kinder Karies und Kieferprobleme bekommen. Daher sollte die Zahncreme basisch sein, Spülen und Gurgeln mit Basenmitteln ist ebenfalls hilfreich, um das Mundmilieu zu regulieren.

NASE

Akute Symptome:

- ein nicht bakteriell oder viral verursachter Schnupfen, das Nasensekret ist flüssig und klar,
- Nießen und Naselaufen kurz nach dem Essen.

Chronische Symptome:

- Nebenhöhlensekret,
- beständiger Fließschnupfen,
- allergischer Schnupfen,
- Heuschnupfen.

Heuschnupfen, Nahrungsmittelallergien, Pollen- oder Tierhaarallergien entstehen vor allem durch Eiweißzellen (Proteine/Aminosäuren) der Pflanzen oder Tiere, die unser Körper als »fremd« einstuft. Viele der »Fremdreaktionen« treten seit Jahren vermehrt auf, dies ist größtenteils auf die Manipulation in der Pflanzenzucht (u. a. Genmanipulation und Resistenzzüchtungen) und auf die Ernährung mit chemisch veränderten Speisen zurückzuführen.

Der Körper kann das Protein weder erkennen noch verarbeiten und reagiert so allergisch darauf. Dabei fließen Allergene ins Gewebe und lösen Überreaktionen aus, an denen Histamine (hormonähnliche Abwehrstoffe) beteiligt sind, die Schleimhäute, Haut und Muskeln schädigen können.

Nach Dr. K. Werthmann hebt Natron (Natriumbicarbonat) die Wirkung von Histamin auf. Das bedeutet im Umkehrschluss, dass keine allergischen Reaktionen auftreten, wenn der Körper ausreichend mit

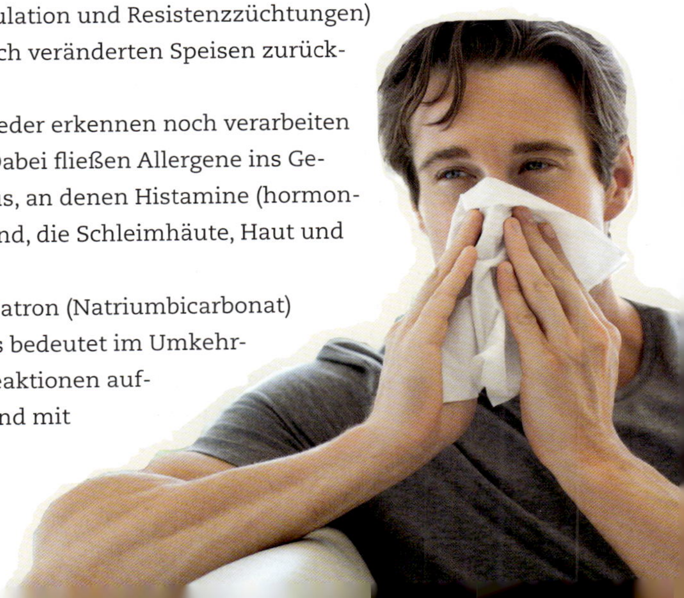

Natriumbicarbonat und anderen basisch machenden Mineralien versorgt ist. Bei vielen Patienten in meiner Praxis verschwand nach der Einnahme der Schüßler-Salze Nr. 2, Nr. 4, Nr. 8 und einem Basenpräparat akuter Heuschnupfen innerhalb von wenigen Stunden. Seit längerer Zeit bestehende Allergien heilten häufig im Laufe von ein bis zwei Jahren vollständig aus.

HALS UND BRONCHIEN

Auftretende Veränderungen:

- trockener Reizhusten, der nicht von Infekten ausgelöst wird,
- häufiges Räuspern,
- morgens viel Absonderungen aus der Nase, klar oder milchig,
- vermehrte Sekretbildung in den Bronchien mit morgendlichem Abhusten von klarem oder weißem zähen Schleim.

Die Schleimhäute von Hals, Nase und Bronchien sind Bestandteil des Entgiftungsorgans Haut. Über die Schleimhäute werden, wie über die Außenhaut, Säurereste ausgeschieden. In Bronchien und Nebenhöhlen kann der Körper Reste »parken« (chronische Katarrhe) und sie dann entsorgen, wenn er die Kraft dafür hat. Bakterien und Viren nutzen das saure Milieu und können sich dort vermehren, d. h., der Infekt »setzt sich auf« die Übersäuerung. Im basischen Milieu können sich die Bakterien nicht vermehren.

Sobald Sie das Gefühl haben, eine Erkältung oder Infektion ist im Anzug (Kratzen im Hals, Nase läuft), sollten Sie sofort mit basischem Wasser (Natron oder Basenpulver auflösen) gurgeln und es durch die Nase hochziehen.

HAARE UND NÄGEL

Auftretende Veränderungen:

- Schuppenbildung,
- sprödes, mattes Haar und vorzeitiges Ergrauen,
- Verdickungen und Risse der Nägel.

AUGEN

Auftretende Veränderungen:

- Trockenheit durch fehlende Durchfeuchtung und Mangel an Natriumchloratum.
- Die Linsen werden hart und unelastisch: die Sehkraft verschlechtert sich (Weitsichtigkeit).
- Verfärbungen der weißen Augenhaut (Skleren): rötlich durch Entzündungen, gelblich durch Leberüberlastung.
- Grauer und Grüner Star: Durch Nährstoffmangel entsteht eine nachlassende Elastizität der Augen und durch Ablagerungen wird Schleierbildung verursacht.
- Nah- und Weitsichtigkeit durch Elastizitätsverlust der Augen und der Augenmuskeln.

Die Augen sind in der chinesischen Lehre das der Leber zugeordnete Sinnesorgan. Die Entsäuerung der Augen braucht sehr lange und sollte stets mit einer Leberentgiftung kombiniert werden. Gute Erfahrungen bei nachlassender Sehfähigkeit und bei Grünem Star habe ich bei mehreren Patienten mit der Anwendung eines Komplexpräparates zur Maculabehandlung gemacht, das die Augenversorgung verbessert und die Leber entlastet.

OHREN

Auftretende Veränderungen:

- Allgemeine Hörprobleme entstehen durch nachlassende Elastizität der funktionalen Teile.
- Hörsturz,
- Absonderungen aus den Ohren, zu viel Ohrenschmalz,
- Tinnitus durch Ablagerungen an den Nervenenden im Innenohr.

ÜBERSÄUERUNG DER ORGANE

Ist die Säurefracht für den Organismus zu hoch, werden Schadstoffe nicht mehr abtransportiert, Nährstoffe und Wasser gelangen nicht mehr in die Zellen. Daraus entstehen funktionelle Störungen der Organe. Diese machen sich nicht oder nur geringfügig über Blutwerte und andere medizinisch prüfbare Werte bemerkbar. Auch Nieren-, Gallen- und Speichelsteine sind Folgen einer Übersäuerung des Körpers.

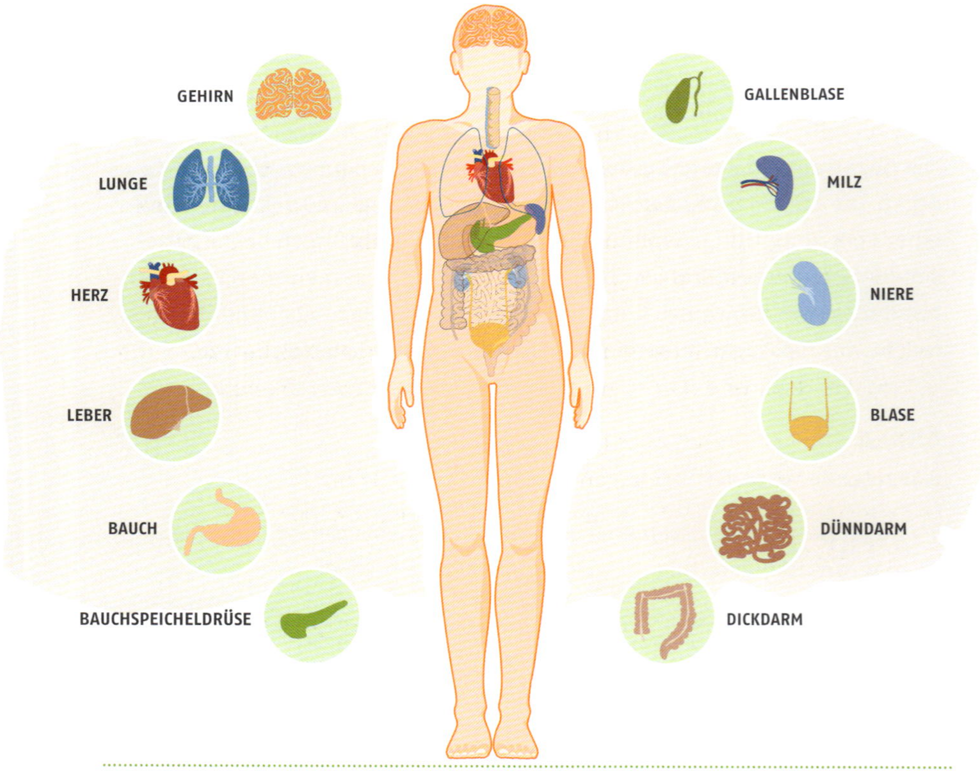

Abbildung: Innere Organe

NIEREN UND BLASE

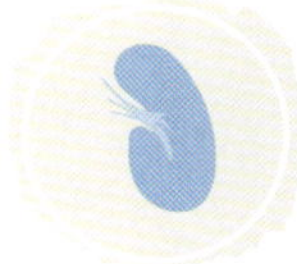

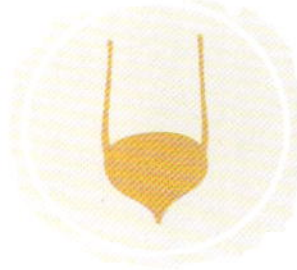

Die Nieren sind neben der Leber und dem Darm unsere wichtigsten Entgiftungs- und Ausleitorgane. Nierengrieß und -steine entstehen, wenn zu viele saure Harnsalze vorliegen. Sie fallen dann aus der übersättigten Lösung als harnsaures Natron aus und sammeln sich zu größeren »Klümpchen« (Konkrementen). Durch die Gabe von ausreichend basischem Kalium und Natrium kann der Prozess umgekehrt werden.

Häufige Blasenentzündungen weisen auf einen zu hohen Giftstoffdruck auf die Niere hin. Bei einer Blasenentzündung gelangen Bakterien über die Harnröhre in die Harnblase. Wie bereits erwähnt, gedeihen Bakterien besonders gut im saurem Milieu, so ist die Ursache für wiederkehrende Infekte der Blase im Säure-Basen-Gleichgewicht des Körpers gesamt und der Schleimhaut im Besonderen zu sehen. Ist der pH-Wert im Tagesverlauf mehrfach neutral, verschwinden die Entzündungen. Trinkverhalten, Intimhygiene und Wärmehaushalt haben Anteil an der Entstehung der Bakterienbesiedlung. Die tägliche Trinkmenge muss ausreichend sein, um Säuren über die ableitenden Harnwege auszuscheiden.

Bei Kaliummangel bilden sich u. a. Wassereinlagerungen. Solche Stauungen bei Lymphe, Niere und Blase sind durch äußere Anzeichen erkennbar:

- Schwellungen im Gesicht (dicke Augenlider),
- Tränensäcke unter den Augen und auf dem Jochbein,
- Schwellungen an den Fesseln und generalisierte Schwellungen (z. B. Hände).

Neben Kalium stärkt auch Zink die Nieren. Einnahmeempfehlung: Schüßler-Salz Nr. 4, Nr. 9, Nr. 10.

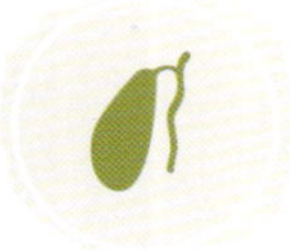
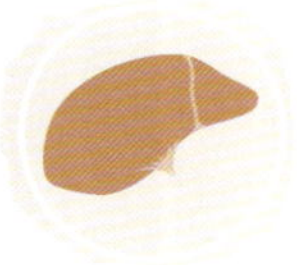

LEBER UND GALLE

Die Leber heißt im Englischen »liver«; der Wortstamm ist life = Leben. In allen Kulturen und Gesundheitslehren werden der Leber der Schwefel und die Farbe Gelb zugeordnet. Die Farbe Gelb finden wir bei Lebererkrankungen auch in Sekreten und Körperverfärbungen vor:

- gelb bis braun gefärbte Sekrete,
- gelbe bis gelbbraune und schwarze Veränderungen (antlitzdiagnostische Merkmale) von Haut, Augen, Nägeln.

Gelb ist gleichzeitig die Farbe des der Leber zugeordneten Chakras, dem Solarplexus. Die meisten leberunterstützenden Pflanzen z.B. Gänseblümchen und Heilsteine sind gelb und enthalten Schwefelverbindungen.

Galle und Leber sollten regelmäßig entgiftet werden, auch wenn keine Gallensteine vorliegen. Die vielfältigen Belastungen des Alltags, der Umwelt und der Ernährung verlangen der Leber extrem viel Leistung ab:

- Pestizide und Düngemittel in Nahrung und Umwelt,
- Medikamente und Hormone in Lebensmitteln,
- Medikamente,
- Konservierungsstoffe, Geschmacks- und Aromastoffe nicht natürlicher Herkunft,
- gentechnisch veränderte Lebensmittel,
- psychischer Druck im Arbeits- und Privatleben,
- Smog und andere Luftbelastungen.

Oft wird unsere Nahrungssituation mit früheren Generationen verglichen und daraus abgeleitet, wie hoch unser Bedarf an Wertstoffen zur Gesunderhaltung unseres Körpers ist. Aufgrund der modernen Belastungen ist der Bedarf des Körpers an Wertstoffen viel höher, da er zur Verarbeitung der neuen und unbekannten »Zutaten in Essen und Umwelt« ein Vielfaches an Verarbeitungshilfen wie Enzyme, Vitamine und Mineralien braucht.

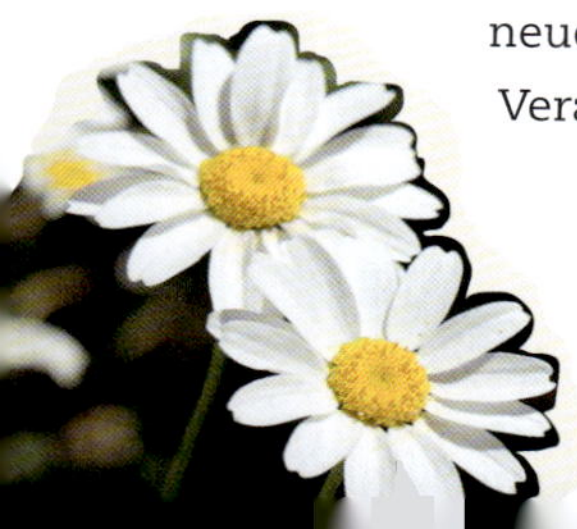

Doch was haben Industrialisierung, Chemie, Arzneimittel und die moderne Lebensmittelproduktion in den letzten beiden Jahrhunderten aus unserer Nahrung und unserer Umwelt gemacht?

Wie viel evolutionäre Zeit steht dem Körper und vor allem der Leber zur Verfügung, diese Veränderungen zu erlernen und dabei noch den ganzen »normalen Körperbetrieb« aufrechtzuerhalten? Wissenschaftler gehen davon aus, dass die Leber zehn Jahre braucht, um einen neuen Stoff ohne Schäden für den Körper zu verarbeiten und dessen Reststoff auszuscheiden.

In den letzten 50 Jahren wurden ca. 40.000 neue Stoffe produziert und in Umwelt, Kleidung oder Nahrung verwendet – und wir sind täglich damit konfrontiert. Dass wir das tagtäglich überleben, grenzt schon an ein Wunder! Ein Hoch auf die Leber!

Gute Erfahrungen zur Behandlung der Leber habe ich bei meinen Patienten und bei mir mit folgenden Heilmitteln gemacht:

- Mariendistel ist hepatoprotektiv (schützend), stärkend, reinigend und regt die Verarbeitung an.
- Huamanpinta ist eine Pflanze der traditionellen Heilkunde der Anden. Sie wird zur Leber- und Nierenbehandlung (beseitigt Steine) eingesetzt und hilft bei Prostataleiden. Sie wirkt auf Leber und Galle schützend, reinigend und funktionsfördernd.
- Löwenzahn entgiftet, entkrampft und regt die Verarbeitung von allen Verdauungsorganen an. Seine positive Wirkung ist auch bei verschiedenen Krebserkrankungen nachgewiesen, u. a. bei Leber- und Brustkarzinomen. Er ist nicht bei großen Gallensteinen anzuwenden.
- Schöllkraut (Chelidonium) beruhigt und entkrampft; am besten als Globuli D12 einnehmen; nicht als Tee verwenden, da Schöllkraut leicht giftig ist.

Bei allen grundlegenden Maßnahmen zur Gesundheit ist eine Entgiftung der Leber erforderlich. Wann immer Sie also etwas für Ihre Leber tun, Sie stärken und schützen Ihr Leben.

Die Wissenschaft geht davon aus, dass die ersten »lebendigen« Zellen durch die Kombination von Schwefel und Sauerstoff entstanden sind.

Gallensteine und -gries

Die Gallenblase ist das Depot für die Gallenflüssigkeit, die für die Fettverdauung notwendig ist. Gallensteine und Gallengries bilden sich aufgrund eines Ungleichgewichtes u. a.: der Stoffe Lecithin, Cholesterin und Gallensäure. Man sagt, dass die Gallensteine die versteinerten, nicht geäußerten Emotionen sind. Sie treten häufiger bei Frauen auf als bei Männern.

Gallensteine behindern nicht nur den Gallenfluss, sie können zu erheblichen Beschwerden führen. Zum Abbau der Steine/Ablagerungen habe ich gute Erfahrungen mit folgenden Verfahren gemacht:

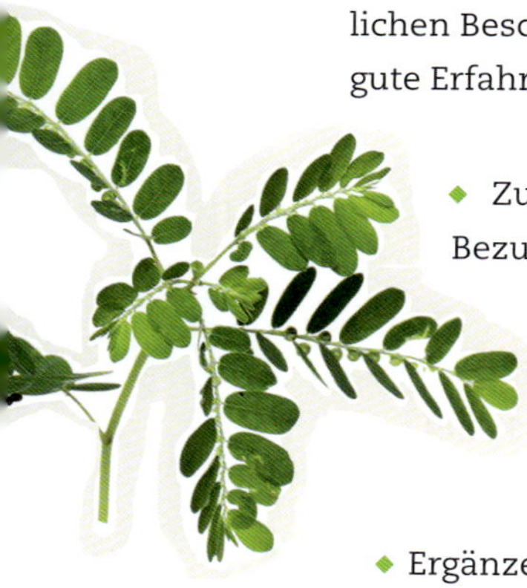

- Zur Aufweichung der Steine verwende ich Chancapiedra (siehe Bezugsquellen). Die südamerikanische Pflanze stammt aus dem Amazonasgebiet. Ihr Name bedeutet »Steinbrecher«. Auch Ärzte berichten über Behandlungserfolge bei Verwendung dieser Pflanze bei Nieren- und Gallensteinen. Ich habe gute Erfahrungen mit ihr bei Patienten und mir gemacht.
- Ergänzend setze ich dazu Tees (s. S 119) und die Schüßler-Salze Nr. 6, Nr. 10, Nr. 11 (siehe Literaturhinweis) ein.
- Abwechselnd mit einem Präparat aus Chancapiedra (an ein bis zwei Tagen pro Woche) kann man morgens auf nüchternen Magen ein Glas naturtrüben Bio-Apfelsaft trinken.
- Leberkuren nach Maria Treben und Leberreinigung nach Dr. Hulda Clark sind ebenfalls hilfreich.

HERZ

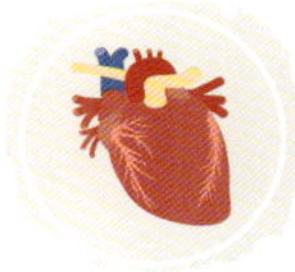

Der Herzmuskel ist, wie alle Muskeln im Körper, anfällig für Übersäuerung. Der Arzt Dr. Friedrich Bösser veröffentlichte bereits 1913 Untersuchungsergebnisse, dass Harnsäureablagerungen im Herzen, im Gewebe und an Nervenenden zu Erkrankungen führen. Gerade hier, wo Stress, emotionale Probleme und Leistungsdruck besonders wahrgenommen werden, kommt es zu Verkrampfungen. Beschwerden des Herzens sind z. B.:

- Druck, Engegefühl, Stiche, Herzstolpern und Pulsunregelmäßigkeiten. Diese entstehen oft durch zu hohe Gift- und Säurefracht im Blut und im Herzmuskel.
- Erhöhter Puls nach zu viel und zu eiweißhaltigem Essen

Hilfreich bei Herzbeschwerden sind Meditation, Entspannungstechniken, das Üben von Gelassenheit, moderater Sport und Aufenthalte in der Natur.

- Nehmen Sie akut und über einen längeren Zeitraum regelmäßig ein homöopathisches Mittel mit dem Wirkstoff Strophantin ein. Es entsäuert, entlastet und stärkt den Herzmuskel. Außerdem ist es gut für das Gehirn und das gesamte Drüsensystem. Wichtig ist die homöopathische Potenz in D4 zu verwenden.

Leider sind die Strophantin-Präparate aus der Schulmedizin fast völlig verschwunden. In alten Büchern zu Herz-Kreislauf-Erkrankungen findet man zahlreiche, sehr positive Schilderungen. Mit Digitalisprodukten, Betablockern und anderen modernen Medikamenten ist wohl mehr Geld zu verdienen, obwohl diese weder in der Vorsorge noch im Akutfall eines Herzinfarktes eine bessere Wirkung aufweisen. Die Erfahrungen in meiner Heilpraxis mit Strophantin sind jedenfalls nur positiv.

- Häufig hilft Schüßler-Salz Nr. 2 Calcium phosphoricum, dazu 5 bis 10 Tabletten täglich lutschen.

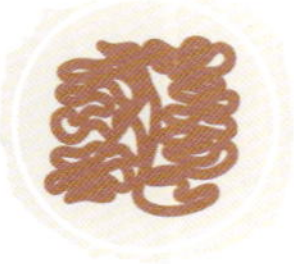
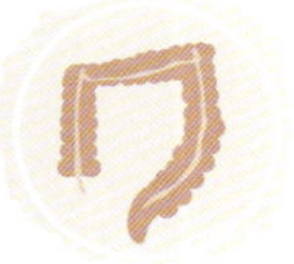

DARM

Zu viel schleimbildende Eiweißkost schädigt auf Dauer die Darmgesundheit. Kombiniert man Milchprodukte mit Zucker und Obst, entstehen viele Säurestoffe, die den Darm schädigen. Sinkt der pH-Wert im Darm unter 6,5 ab, kann Eiweiß nicht mehr verdaut werden. Bei der Zersetzung des tierischen Eiweißes entstehen Fuselalkohol und Fäulnisstoffe, z. B. Phenol, Methan, Schwefelwasserstoff, Mercaptane aus der Gruppe der Thioalkohole (stinken sehr). Diese Reststoffe begünstigen:

- Schleimhautveränderungen wie Zysten und Divertikel,
- Verstopfung oder Durchfall,
- Verkleben des Schleimhautmilieus,
- Schädigung der Darmflora,
- Ansiedelung von Pilzen und Schadbakterien,
- eingeschränkte Aufnahme von Wasser und Nährstoffen,
- Schädigung des Immunsystems.

Vollkorn-Getreideprodukte sind für die Darmgesundheit von besonderer Wichtigkeit. Die Zellulose aus der Kleie (auch aus anderer Frischkost) gehört zu den Ballaststoffen. Durch das Aufquellen im Darm vergrößern sie das Volumen des Darminhalts und regen die Peristaltik an. Die unverdaubaren Reste lösen bei der Darmpassage Ablagerungen aus der Darmwand. Kombiniert mit Öl wirken Ballaststoffe gleitfördernd und nährend für die Schleimhaut.

Durchfälle bei sogenannten Magen-Darm-Reaktionen sollte man nicht bremsen. Giftstoffe, die der Körper loswerden will, werden sonst rückresorbiert. Dadurch entstehen Kopfschmerzen, Müdigkeit und Einlagerungen in anderen Körperbereichen. Besser ist es viel zu trinken, Elektrolyte auffüllen, mit Kalium, Magnesium, Natrium, jedoch nicht durch Cola und Salzstangen. Präparate zur Regulierung der Darmbakterien sind ebenfalls sinnvoll. Der Verzehr von einem Basentrank, Kartoffeln und Bananen kann helfen.

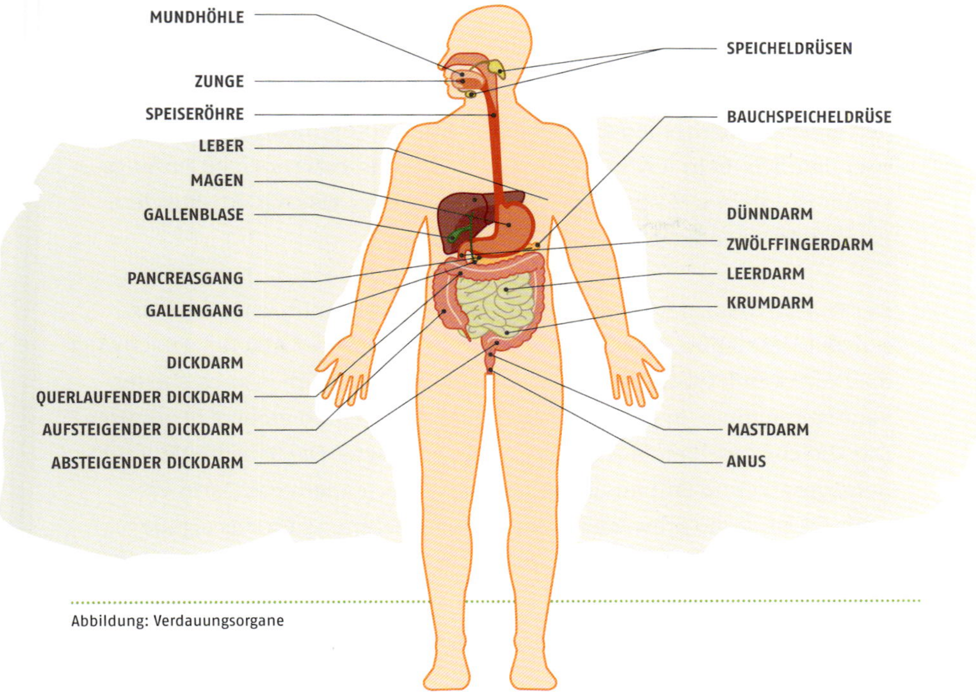

Abbildung: Verdauungsorgane

Wer es mag, kann einen Einlauf mit basischem Salz machen.

- Juckreiz am Enddarm entsteht ebenfalls durch Übersäuerung. Hier sind basische Bäder und Waschungen hilfreich. Für die Pflege des Afters sollten Sie nur mineralölfreie Cremes oder Salben nutzen, z. B. die Schüßler-Cremes Nr. 9 und Nr. 11.
- Juckreiz mit schmerzhaften Beschwerden bei Hämorrhoiden weisen auf eine gleichzeitige Leberbelastung hin. Hier hilft es, die Leber zu entgiften und Schüßler-Cremes Nr. 1 und Nr. 6 lokal zu verwenden.

BAUCHHIRN UND EMOTIONEN

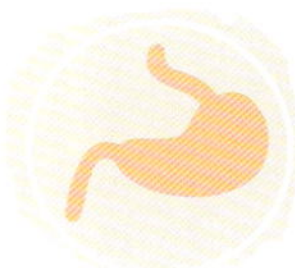

Wir entscheiden nicht wirklich alles im Kopf. Unser Bauchhirn im Darm hat einen viel größeren Anteil daran, als wir oft glauben. Inzwischen wurde festgestellt, dass die Zellen im Zwischengewebe des Bauchraums sich aus den gleichen Keimzellen entwickeln wie unser Kopfhirn. Im Bauch gibt es aber deutlich mehr davon. Die Forschungen sind zwar noch im Anfangsstadium, doch wir wissen aus eigener Erfahrung, dass wir oft »aus dem Bauch heraus entscheiden«.

Der Fuselalkohol, der bei der Gärung im Darm entsteht, setzt die Reizschwelle im Gehirn ähnlich herab wie oral genossener Alkohol. Er schädigt die Darmwandstrukturen und ebenso die Leber, die ihn ja auch wieder verarbeiten muss. In der Darmschleimhaut entstehen gröbere Strukturen. Das Gleiche geschieht auf seelisch-geistiger Ebene. Die Sensibilität wird herabgesetzt und Empfindungen stumpfen ab. Je mehr der Darm verschlackt ist, desto schwächer wird die Wahrnehmung für das eigene Befinden und für Störungen. Auch das Verhalten verändert sich, der Mensch wird stumpfer und roher im Umgang mit den Mitmenschen oder der Natur. Addieren wir die erhöhte Aggressivität durch den Anstieg des Adrenalinspiegels dazu, der sich durch den vermehrten Verzehr von Fleisch aus Massentierhaltung und -schlachtung ergibt, dann wird der Zusammenhang zwischen Ernährung und unserer derzeitigen gesellschaftlichen Entwicklung deutlich.

Betrachten wir in unserer Umgebung die Menschen unter diesen Aspekten, stellen wir fest, dass oft die sensiblen Leute die Gesünderen sind und die »Kernigen« häufiger kränkeln.

David Batty von der University of Glasgow: Verglichen mit Fleischessern hatten Vegetarier den höheren »Kindheits-IQ«: Dieser lag bei 106, während Fleischesser im Schnitt nur 99 Punkte erreichten. Michale Bune (Victoria University of Wellington in Neuseeland) stellte fest, dass Fleischesser eher dominanzorientiert waren und Gefühlen weniger Bedeutung zumaßen als Vegetarier – Überzeugungen, die die symbolische Bedeutung des Fleischkonsums unterstreichen.

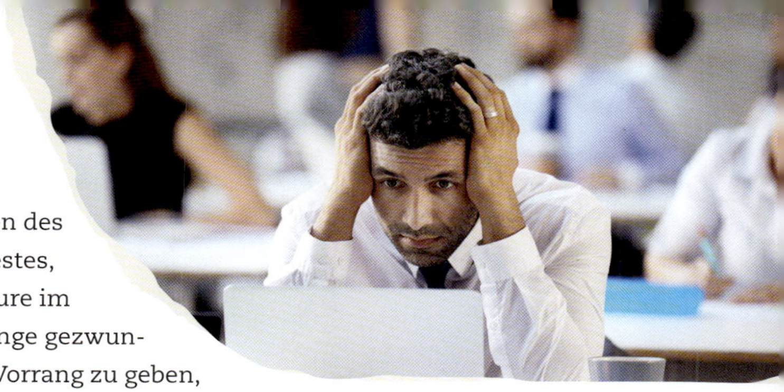

LUNGE UND ATMUNG

Die Lunge ist für das Abatmen des Kohlendioxids, eines Säurerestes, verantwortlich. Ist zu viel Säure im Körper vorhanden, ist die Lunge gezwungen, dem »Ausbringen« den Vorrang zu geben, da sich das Kohlendioxid schneller an die roten Blutkörperchen bindet als der Sauerstoff. Damit wird die Sauerstoffversorgung der Zellen benachteiligt, und es wundert nicht, dass stark übersäuerte Menschen Luftnot haben und als Asthmatiker diagnostiziert werden. Statt Tabletten würde diesen Menschen ein Aufenthalt an der See oder in den Bergen mit möglichst viel Bewegung und einer Basenkost wirklich helfen.

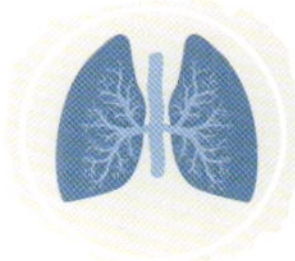

Schlechte Luft in Arbeitsräumen, z. B. in Großraumbüros und in klimatisierten Räumen, macht müde, führt zu Konzentrationsschwierigkeiten und macht »sauer«. So kann Mobbing auch Folge eines »sauren« Klimas am Arbeitsplatz sein.

Der allgemein gestiegene Druck im Berufsleben wird zum Stress und belastet in der Kombination mit zu wenig Sauerstoff den gesamten Energiehaushalt des Menschen. Erschöpfung, Ärger und falsches, meist schnelles Essen tragen außerdem zum Abbau der Reserven bei.

DRÜSEN- UND LYMPHSYSTEM

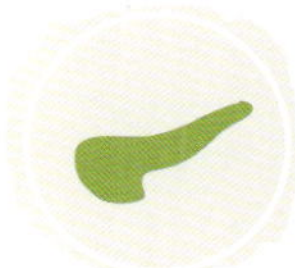

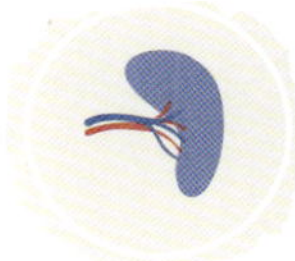

Bei einer starken Übersäuerung, kann das gesamte System die erhöhten Säurefrachten nicht verarbeiten und es kommt zu Stauungen und Ablagerungen. Wie an anderer Stelle bereits erwähnt, verlagert die Lymphe ihre unerledigten Aufgaben in die Gewebe, Gelenke usw. Die Filtersysteme der Drüsen werden überlastet und es kommt häufig zu Schwellungen. An erster Stelle reagieren oft die Mandeln mit Entzündungen. Mit ihrer Entfernung wird nur das Problem im Körper verlagert, weg ist es nicht.

Im Laufe der Zeit werden alle Drüsen beeinträchtigt und reagieren darauf mit Erkrankungen:

- Bauchspeicheldrüse: Diabetes,
- Milz: Entgiftungsprobleme, psychische Belastungen,
- Gonaden: Zysten, Empfängnisprobleme, PMS und Menstruationsstörungen,
- Prostata: Entzündungen, Vergrößerungen und Zeugungsprobleme,
- Hypophyse und Hypothalamus: emotionale, psychische und geistige Störungen,
- Hormone und hormonähnliche Stoffe werden nicht ausreichend gebildet, z. B. Serotonin.

AUSWIRKUNGEN AUF NERVEN UND PSYCHE

Neurotransmitter, die unseren Informationskreislauf bewegen, sind basenabhängig. Zu viel Säure an den Nervenenden stört den Transport von Botenstoffen, Ablagerungen dort überlasten die Informationsübertragung. Sie sorgt für Reizleitungsstörungen und verursacht:

- innere Unruhe,
- verminderte Leistungsfähigkeit,
- reduzierte Lebensfreude,
- Nervosität, schnelle Erregbarkeit,
- Schlafstörungen,
- Burnout,
- Abstumpfung,
- reduzierte emotionale Reaktion,
- sensorische Störungen, Ticks, fahriges Verhalten,
- Zunahme von Aggressionen.

Bei älteren Menschen führt diese Höchstbelastung zu motorischer Unruhe und zu dem Bedürfnis, ständig umherzugehen.

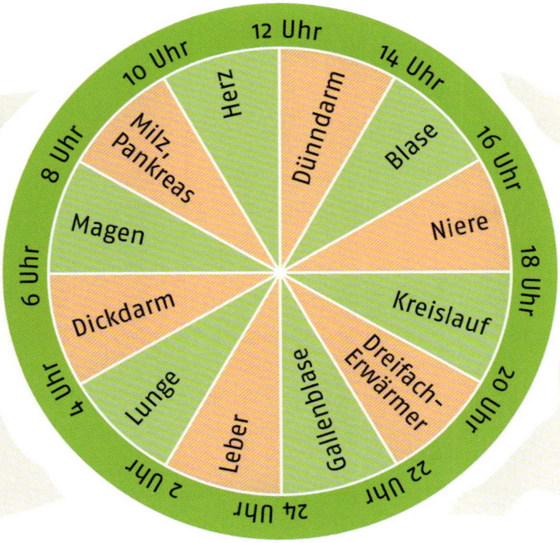

Abbildung: Organuhr = Zuordnung der Organe nach Tageszeit und Yin/Yan

Bei Durchschlafstörungen kann es helfen, die Organuhr zurate zu ziehen. Mit ihrer Hilfe kann man, anhand der Uhrzeit, zu der man regelmäßig wach wird, feststellen, welches Organ der Auslöser sein kann.

Wer z. B. ab und zu zwischen 24 und 2 Uhr wach wird, ist akut durch zu viel und zu schweres Essen belastet. Wird man regelmäßig zu dieser Zeit wach und kann nicht wieder einschlafen, dann sind Leber und Galle bereits vegetativ überlastet und sollten dringend entgiftet werden.

Ein kleine Akuthilfe: Vor dem Schlafengehen 3 Tabletten des Schüßler-Salzes Nr. 2 (Calcium phosphoricum) oder das homöopathische Mittel Chelidonium D12 (6 bis 8 Globuli) einnehmen. Die Einnahme beider Mittel kann in der Nacht wiederholt werden.

Müdigkeit

Ist der Körper mit der »Entsorgung« von Schadstoffen belastet, kann nur wenig Sauerstoff in die Zellen gelangen. Daher ist jede ungewöhnliche Müdigkeit immer ein Warnzeichen für Übersäuerung und Überlastung des Körpers mit Schadstoffen (z. B. durch Medikamenteneinnahme).

Weitere Anzeichen:

- Schlaf bringt keine Erholung,
- Müdigkeit der Augen, vor allem nach dem Essen,
- träges Denken.

Diese Symptome stehen auch im Zusammenhang mit Leber-, Nieren- oder Darmproblemen. Die Chinesen sagen: »Müdigkeit ist der Schmerz der Leber.«

Sauer macht nicht nur sauer

Stress, Konflikte und seelische Belastungen führen zur Verkrampfung der Gewebe. Der Körper läuft praktisch in einem »Sonderprogramm«. Er blockiert die normalen Stoffwechselvorgänge, um uns die notwendige Durchhaltekraft für Kampf und Konflikt zur Verfügung zu stellen. Dazu fährt er über den Adrenalinspiegel das sympathische Nervensystem hoch, und wir fühlen uns in einer Stresssituation stark und sind leistungsfähig. Wir schlafen kaum noch und sind aggressiv. Durch das hohe Adrenalin wird die Verdauung praktisch ausgeschaltet. Denn wer kann dem Feind schon sagen »warte, ich muss grad mal«. Dieser Zustand hat in früheren Zeiten bei Kampf und Flucht über unser Überleben entscheiden können. Heute lassen uns Begegnungen im Büro oder auf der Straße ähnlich reagieren. Nur das wir heute nicht mehr real weglaufen, also mit Bewegung auf die Stresssituation reagieren können, sondern unser Körper häufig sitzend »auf der Flucht ist« und sich so die Energie einer Stresssituation aufstaut.

Ist die Situation gemeistert, d. h. ein Konflikt beendet, fährt das vegetative Nervensystem wieder herunter und wir kommen zur Ruhe. In dieser Phase treten häufig Beschwerden auf: Viele Menschen haben am Wochenende und im Urlaub Migräne, Schnupfen usw.

Menschen, die sich in einem dauernden Auf und Ab dieser Situationen befinden, kommen ohne eine geistig-seelische Konfliktlösung aus dieser Falle nicht mehr heraus und landen letztlich in der Depression oder im Burnout.

Dr. Friedrich Bösser konnte in den 1920er Jahren große Erfolge verzeichnen bei der Behandlung psychischer Erkrankungen und Depressionen durch Entsäuerungen der Patienten.

Der pH-Wert sinkt im Körper nachweislich ab bei:

- schlechten Nachrichten,
- emotionalen Erschütterungen,
- Mobbing,
- negativem Stress,
- Lärm,
- Elektrosmog.

Im Körper führt der Prozess zur eingeschränkten Versorgung und Entsorgung der Zellen und zur Übersäuerung. Der überlastete Stoffwechsel ist nicht mehr in der Lage, den Hormonhaushalt zu regulieren. Enzyme sind für die Produktion unserer Hormone und hormonähnlichen Substanzen erforderlich; sie sind basenabhängig. Die für unsere Psyche so wichtigen Hormone wie Dopamin, Serotonin usw. werden bei Störungen im Basenhaushalt nicht in ausreichender Menge produziert und verändern unsere Gefühlswelt.

Die Folgen:

- Reizbarkeit,
- schlechte Laune,
- Panik,
- Depression,
- Ängste,
- Aggression,
- Hysterie,
- Schlafstörungen,
- Unruhe,
- Immunstörungen und Schädigungen des Nervensystems.

SÄURE MOBILISIEREN UND NEUTRALISIEREN

Wir sind der Übersäuerung nicht schutz- und erbarmungslos ausgeliefert. Ändern wir ein paar Dinge in unserem Leben, nimmt der Körper die Hilfe an, »entsäuert« uns schrittweise und baut bereits bestehende Schäden und Beeinträchtigungen ab. Nachfolgend finden Sie Hilfen und Infos, welche Änderungen Sie herbeiführen können.

Wasser

Die Wasserausscheidung ist eine der wichtigsten Grundlagen in der Entsäuerung und Entgiftung des Körpers. Über Lymphen und Nieren werden Schlacken ausgeleitet. Daher ist Wasser trinken eine der einfachsten und wirksamsten Methoden, den Körper zu entgiften und zu stärken. Zur Entschlackung sollte 1 Liter Wasser, Tee oder Basenbrühe zusätzlich zur Tagesmenge an Wasser getrunken werden.

WASSER ZUR INNEREN ANWENDUNG

Trinken Sie stets zum Durstlöschen reines, stilles Wasser. Achten Sie bei Trinkwasser auf einen pH-Wert zwischen 7 und 8. Die optimale Trinkmenge beträgt ca. 1 Liter Wasser pro 35 kg Körpergewicht. Bei Sport, körperlichen Anstrengungen, Sauna und starkem

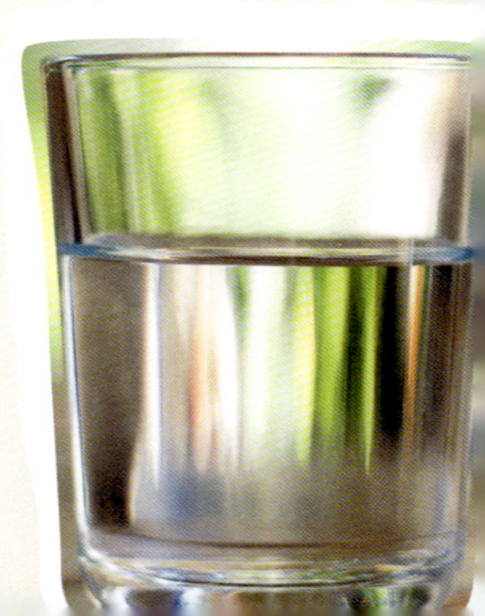

Schwitzen benötigt der Körper mehr Flüssigkeit. Trinkt man zu wenig, schwitzt der Körper oft mehr, um die Körpertemperatur auszugleichen.

Flüssigkeit in Obst, Säften und Suppen ersetzen etwa ein Viertel der Menge an benötigtem Wasser. Tee und Kaffee werden als Lebensmittel und nicht als Trinkflüssigkeit bewertet. Trotz aller anderslautenden Berichte regen Koffein und Teein die Ausscheidung der Nieren an, sodass dieser Verlust durch die gleiche Menge an Wasser auszugleichen ist. Haben Sie bisher zu wenig getrunken, dann steigern Sie die Wasserzugabe langsam, damit die Nieren sich anpassen können. Anfängliches vermehrtes Urinlassen reguliert sich, wenn der Körper lernt, die Menge an Flüssigkeit richtig zu verwerten.

Durch jede Art von Geschmackszugabe wird das Wasser zum Lebensmittel und dient nicht mehr der freien Versorgung des Körpers. H2O wird jedoch benötigt, um Nährstoffe in die Zellen zu transportieren und Reststoffe daraus zu entfernen. Trinken wir Schorle, Säfte usw., muss der Körper erst die Begleitstoffe entsorgen, um das H2O verwerten zu können. Ist der Stoffwechsel überlastet, kann er das nicht in adäquater Form tun und es kommt zu mehr Ablagerungen im Zwischengewebe und auch zu Störungen im Wasserhaushalt. Inzwischen weiß man, dass Wasser nicht nur ein substanzielles Transportmittel ist, sondern auch Informationen befördert. Ist der Wasserhaushalt gestört, kann der Informationsaustausch zwischen den Zellen nicht stattfinden.

Wer denkt, er braucht »Geschmack im Wasser«, dem muss ich sagen, dass er einen »geistigen Zivilisationsschaden« erlitten hat. Hilfreich ist ein Ferienaufenthalt in der Wüste, dort lernt man klares Wasser zu schätzen. Unser Körper braucht nur Wasser.

Wasser mit Kohlensäure versetzt stellt den Körper vor die überflüssige Aufgabe, die Kohlensäure zu entfernen. Da Kohlensäure sich schneller als Sauerstoff an die roten Blutkörperchen bindet, belasten kohlensäurehaltige Getränke unsere Sauerstoffversorgung. Zur Verdeutlichung: Ohne Sauerstoff hat die Zelle keine Leistung und stirbt schneller ab. Möchten Sie Wasser zur Entgiftung einsetzen, dann sollte es so wenig wie möglich Mineralzusätze enthalten. Dazu eignen sich alle Quellwässer. Tafelwasser ist ein »künstlich« hergestelltes Erfrischungsgetränk. Es besteht in der Regel aus Trinkwasser, das mit weiteren Zutaten angereichert wurde. Wenn Sie sich über Ihr Wasserwerk nach Zusammensetzung und der Herkunft Ihres Leitungswassers erkundigen, können Sie dies meistens auch verwenden, wenn es aus Quell- und Talsperrenwasser bezogen wird. Ungünstig sind hoher Kalk- und Nitratgehalt.

Heilwässer sollten nur zu dem gewünschten Zweck eingesetzt werden, achten Sie daher auf die Indikation. Entgiftend wirken Heilwässer mit Schwefelgehalt (nicht gerade schmackhaft). Die Glaubersalzquelle in Bad Bertrich (Glaubersalz entspricht Schüßler-Salz Nr. 10) stellt eine Besonderheit in Deutschland dar und ist als Trink- und Badekur sehr geeignet. Aus eigener Erfahrung kann ich sagen, dass die Therme nicht nur körperlich reinigt, sie hat mir auch ziemlichen Schwung für seelische Aufräumarbeiten gegeben.

Zur Entsäuerung sind stille Wässer geeignet, die Calcium, Magnesium und Natriumhydrogencarbonat enthalten. Wasser aus tiefen Erdschichten, vor allem vulkanischen Ursprungs, bietet dies. Eine Untersuchung an gesunden Personen zeigte, dass die tägliche Aufnahme von 1,4 Liter eines Mineralwassers mit einem Hydrogencarbonatgehalt von 3 388 mg/l zu einer signifikanten Steigerung des Harn-pH- Wertes führte.

Aufgrund seiner absoluten »Leere« an Stoffen wird destilliertes Wasser bei manchen Autoren und Therapeuten zur intensiven Entschlackung empfohlen. Angeblich ist es nicht schädlich, während einer Kur täglich 500 ml zu trinken. Ich habe es nicht selbst ausprobiert. Bestätigen kann ich, dass ein Glas pro Tag hilft, den Abtransport der Schlacken zu fördern.

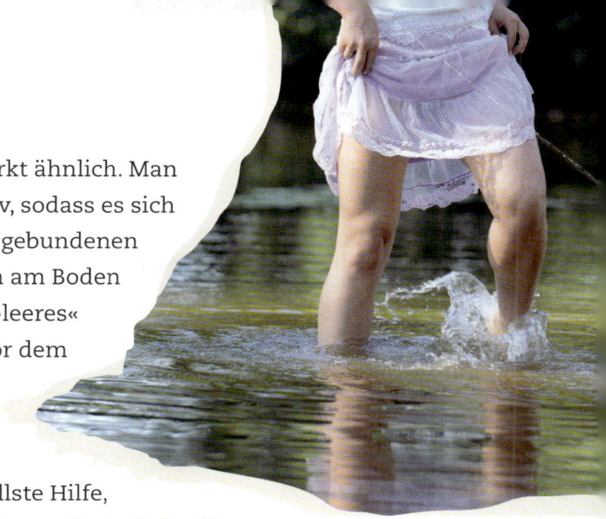

Das sogenannte »ayurvedische Wasser« wirkt ähnlich. Man kocht 1 Liter Wasser ca. 15 Minuten intensiv, sodass es sich bis auf die Hälfte reduziert. Alle im Wasser gebundenen Stoffe werden so ausgefällt und setzen sich am Boden des Topfes ab. Damit ist es praktisch auch »leeres« Wasser. Davon trinkt man nüchtern und vor dem Essen ein Glas.

WASSER ZUR ÄUSSEREN ANWENDUNG

Nicht nur von innen ist Wasser uns wertvollste Hilfe, sondern auch von außen dient es unserer Gesundheit. Kalte Waschungen der Beine und Arme (nach Kneipp) helfen dabei, besser einzuschlafen, und fördern die Durchblutung. Dazu die Beine mit dem Waschlappen kalt abwaschen und ohne abzutrocknen ins Bett gehen, das hilft bei kalten Füssen besser als Wärmeanwendungen. Bis die Wirkung einsetzt, kann es manchmal ein paar Tagen dauern, also nicht zu schnell aufgeben. Alles, was wir lange versäumt haben unserem Körper zu geben, kann er nicht mit einer Anwendung in Ordnung bringen. Zuhause häufiger barfuß laufen ist ebenfalls gut für die Regulation des Wärmehaushaltes.

WASSER TRETEN NACH SEBASTIAN KNEIPP

Wenn Sie ein Tretbecken in der Nähe haben, ist Wassertreten eine wunderbare Mobilisierung für Herz und Kreislauf, es hilft, Schlacken zu entfernen, Venen und Arterien zu stärken und zu entlasten.

Steht das nicht zur Verfügung, nimmt man einen Eimer mit kaltem bis handwarmem Wasser und stellt die Beine abwechselnd für je 5 Minuten in den Eimer. Danach die Beine nicht abtrocken, sondern barfuß über einen Teppich, das Gras oder den Fußboden der Wohnung gehen, bis die Beine trocken sind.

Wer einen Garten sein eigen nennt, sollte auch das morgendliche Tautreten im Gras versuchen. Wunderbar ist es auch, durch frischen Neuschnee zu laufen.

BASISCHE GETRÄNKE

Zitronensaft

Als basischer Start in den Tag:

- ½ Zitrone auspressen und mit Wasser verdünnt nüchtern trinken. Sie können dies am Mittag oder am Abend wiederholen. Die Zitrone sollte reif, also durchgehend gelb und weich, sein. Falls sie nachreifen muss, können Sie so etwas nachhelfen: Bei 80 Grad ca. 2 bis 3 Stunden in den Backofen legen, bis die Haut außen braun wird.
- Gibt man eine Prise Salz in den Saft, verstärkt man die Entgiftungswirkung.

OBST- UND GEMÜSESÄFTE

Obst und Gemüsesäfte haben einen hohen gesundheitlichen Wert, wenn sie naturrein und ohne Zusatzstoffe sind. Saft ist ein Lebensmittel und sollte zur Aufnahme der darin befindlichen Wertstoffe stets schluckweise eingespeichelt und genossen werden. Nur dann kann Ihr Körper alle Vitamine und Enzyme wirklich verwerten.

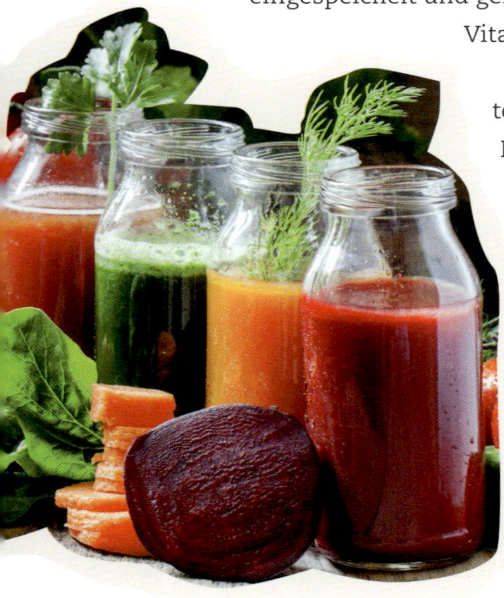

Zu Säften mit einem Anteil an Möhrensaft sollten Sie innerhalb einer halben Stunde ein fetthaltiges Lebensmittel essen oder trinken. Das enthaltene Vitamin A ist fettlöslich und kann sonst nicht verwertet wird. Sie können dem Saft auch einen Löffel flüssige Sahne oder ein mildes Olivenöl zufügen. Gleiches gilt für inzwischen so beliebten Smoothies.

Naturtrüber Apfelsaft regt die Gallensäfte an und dient der Leberreinigung. Trinken Sie morgens ein Glas auf nüchternen Magen. Wollen Sie Apfelsaft zu einem anderen Zweck genießen, gilt das Gleiche wie bei anderen Säften.

Bewegung

Puh, nichts Neues, werden jetzt viele sagen. Sich selbst zu bewegen setzt Motivation voraus und den Willen, den eigenen »Schweinehund« zu überwinden.

Wie gelingt Ihnen das am besten, am schnellsten? Es gibt Hunderte von Ratgebern, in denen Sie nachlesen können, wie man anfängt, wie viel Zeit man aufwenden muss usw. Entscheiden Sie im Laufe des »Entsäuerungsprozesses« selbst, ob sie mehr Bewegung brauchen, und lernen Sie dann von ganz alleine, was Ihnen gut tut.

Vor jeder sportlichen Betätigung ist die Dehnung der Muskeln und Bänder das Wichtigste. Sie bringt nicht nur neue Elastizität und unterstützt die Beweglichkeit des Körpers, sondern sorgt auch für die Durchfeuchtung der Gewebe, damit der Abbau der Schlacken erfolgen kann.

Ein schneller und extremer Start mit Sport ist kontraproduktiv, weil durch die ungewohnte Muskeltätigkeit in den Muskeln Milchsäure und damit neue Belastung produziert wird. Zudem kann bequem gewordenes Gewebe mit Mikrorissen reagieren.

Über die Atmung in gesunder, abgasfreier Luft kann bis zu 50 % mehr Sauerstoff aufgenommen werden. Durch gesteigerte Bewegung gelangt er direkt in die Zellen und verhindert primär Übersäuerung. Daher sind Naturvölker, die sich viel an frischer Luft bewegen, z. B. die Hunza im Himalaya, gleich welcher Ernährungsform sie umweltbedingt ausgesetzt sind, von Übersäuerung weitgehend verschont.

Auch Menschen mit hoher körperlicher Belastung an der frischen Luft, z. B. Arbeiter in der Landwirtschaft und Ausdauersportler, können Säurefrachten besser abbauen. Wenn Sie bisher ein Bewegungsmuffel schlechthin waren, hilft Ihnen mein vielleicht »rheinisches Startprogramm«. Wir Rheinländer sagen »nix üverdrieve« (nichts übertreiben) und daher ist mein Bewegungsprogramm für Sie ganz einfach: Fangen Sie mit drei Wiederholungen der unten angegebenen Übungen an und steigern diese alle zwei bis drei Tage um eine weitere Wiederholung.

SCHON MORGENS FRÜH IM BETT FANGEN SIE AN!

- Werden Sie zur Katze! Rekeln Sie sich im Bett, ehe Sie aufstehen, legen Sie sich auf die Seite und machen Sie einen Katzenbuckel. Langsam so weit wie möglich einrollen und wieder öffnen.
- Strecken Sie dann die Beine so weit wie möglich nach unten und die Arme nach oben aus.

Setzen Sie sich nun auf die Bettkante und weiter geht's! Bei jeder Übung bei Erreichen der Endposition bis 3 zählen, dann wieder in Ausgangsstellung zurückgehen:

- Arme vor dem Körper nach oben heben,
- Arme seitwärts vom Körper nach oben heben,
- Rumpfbeuge machen,
- Kopf sanft nach links drehen (ganz langsam, jede schnelle Drehung reißt am Halsmuskel und verschlimmert mögliche Beschwerden nur),
- Kopf sanft nach rechts drehen,
- Kopf sanft nach vorne neigen,
- Arme vor die Brust, Hände falten, leichten Druck in die Hände geben,
- aus dieser Position die Arme öffnen und so weit wie möglich zur Seite bewegen, *umarmen Sie die Welt,*
- ein Bein nach oben anheben, bis es gestreckt ist.

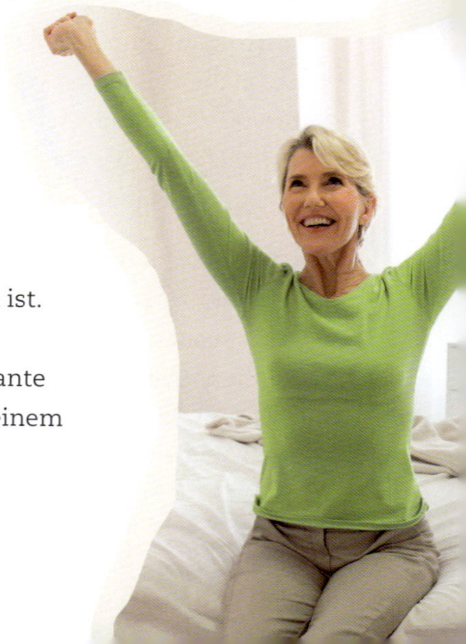

Ist Ihr Bett zu niedrig, um aufrecht auf der Bettkante sitzen zu können, machen Sie die Übungen auf einem Stuhl oder im Stehen.

Wenn Sie das alles bequem im Sitzen zehnmal schaffen, erweitern Sie di Übungen im Stehen:

- Rumpfbeugen so weit wie möglich zum Boden hin, langsam ausführen,
- Beine einzeln und nacheinander anheben (evtl. am Tisch abstützen),
- Hände auf den Küchentisch legen und Kniebeugen machen (nur so weit es einfach möglich ist),
- ein paar »Seniorenliegestütze«: Mit einem Abstand von 30 bis 40 cm die Hände auf eine Wand legen, dann den Körper so weit wie möglich gegen die Wand lehnen und wieder zurück.

BEWEGUNG IN DER NATUR

Hinaus in die Natur! Gehen Sie im Wald spazieren, am Meer, in den Bergen. Je natürlicher die Umgebung, in der Sie unterwegs sind, desto mehr Sauerstoff nehmen Sie auf.

Gehen Sie möglichst viel an der frischen Luft spazieren, anfangs genügen kleine Spazierrunden. Je beweglicher Sie so werden, desto länger können die Spaziergänge werden. Auch hier gilt: Langsam anfangen und nicht gleich mit dem Marathon liebäugeln.

Wenn Sie fitter geworden sind, können Sie die Spaziergänge intensivieren, Sie können vielleicht auch mal ein paar Meter zwischendurch joggen oder einfach das Schritttempo erhöhen. Sie spüren sicher beim Lesen schon, wie gut das tut.

Dazu ein kleiner Ausflug in die Biochemie unserer Körpers: Wir funktionieren aufgrund chemisch-elektrischer Vorgänge. Ohne die entsprechende elektrische Ladung können Nährstoffe in unserem System nicht bewegt werden, daher sind die Anteile ionisch aktiver Mineralien in unserer Nahrung so wichtig. Um unseren Energiehaushalt aufrechtzuerhalten, benötigen wir negativ geladene Ionen.

Sie sind pure Lebensenergie und können die positiv geladenen Ionen, die von elektrischen Geräten, Fahrzeugen, Maschinen und schädlichen Strahlen erzeugt werden, neutralisieren.

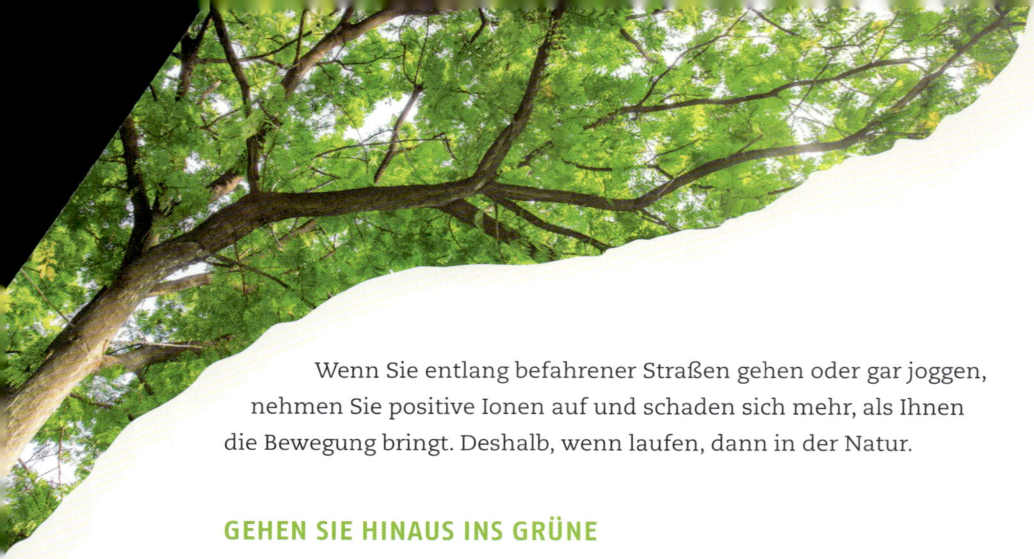

Wenn Sie entlang befahrener Straßen gehen oder gar joggen, nehmen Sie positive Ionen auf und schaden sich mehr, als Ihnen die Bewegung bringt. Deshalb, wenn laufen, dann in der Natur.

GEHEN SIE HINAUS INS GRÜNE

Der Blick ins Grüne heilt die Seele.

Verweilen Sie einen Moment auf dem Bild und spüren Sie die beruhigende Wirkung. Sehen Sie ganz bewusst und nehmen Sie ganz bewusst wahr. Grün (sowohl die Farbe als auch die Pflanzen) entlastet und entspannt die Augen. In Wald und Wiese können Sie Stress vergessen, Sie atmen tiefer und Verspannungen im ganzen Körper lockern sich.

Bleiben Sie bei einem schönen Baum stehen und lehnen Sie sich an den Stamm, schließen Sie die Augen und spüren Sie die Kraft, die dieser Baum Ihnen gibt. Versenken Sie Ihre Wahrnehmung in die Wurzeln des Baumes und spüren Sie die Kraft und die Geborgenheit der Erde. Legen Sie sich ins Moos oder ins Gras und schauen hinauf zu den Wipfeln der Bäume oder sehen Sie die Wolken ziehen.

Verbinden Sie Himmel und Erde in sich: Spüren Sie in der Leichtigkeit des Himmels alle Möglichkeiten, die Ihr Leben bietet, und spüren Sie in der »Bodenhaftung« der Erde die Stärke und den Rückhalt, die Sie sicher durchs

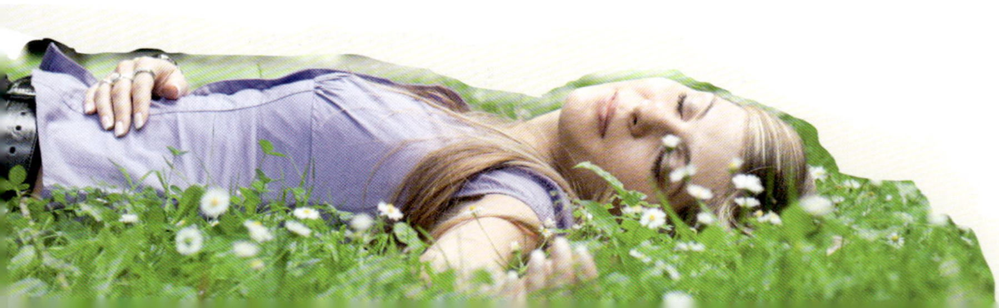

Leben führen. Nehmen Sie diese positiven Schwingungen mit in Ihren Alltag. Sie werden sich leichter und dennoch kraftvoller spüren.

Haben Sie mal nicht die Zeit, dies »live« zu tun, dann machen Sie den Spaziergang als visuelle Meditation und Sie werden ebenfalls Entspannung erfahren.

BEWEGUNG – ATMUNG – SCHWEISS

Beschäftigen wir uns mit Bewegung, müssen wir den »Ist-Zustand« unserer Gesellschaft betrachten im Vergleich zum Leben unserer Vorfahren. Wir bewegen uns überwiegend zwischen Bett – Auto – Bürostuhl – Sofa (TV). Unsere Vorfahren bewegten sich zwischen körperlicher Arbeit, Suche nach Nahrung und zeitweise auch Kampf.

Zwischen beiden Lebensarten liegen Welten. Für unseren modernen Lebensstil brauchen wir häufig nur geringere Atemtätigkeit und Schweißausscheidungen sind auch seltener geworden. Schweiß wird häufig als etwas Ekliges, das »weggesprayt« werden muss, empfunden.

Dabei sollten wir unserem Körper dafür dankbar sein, denn er scheidet mit dem Schweiß überschüssige Säuren aus, reinigt uns also und reguliert das Temperatursystem. Könnten wir nicht schwitzen, würden wir bei Hitze sterben oder müssten den Temperaturausgleich wie ein Hund durch Hecheln herbeiführen – keine wirklich schöne Vorstellung.

Wenn Schweiß unangenehm riecht, sind wir übersäuert. Natürlicher, frischer Schweiß hat keinen Geruch oder den der zuletzt genossenen Nahrung. Er schmeckt leicht salzig. Er riecht aromatisch bis leicht süß – er erinnert an den Geruch eines Babys.

Also: Entsäuern Sie lieber, statt Deos zu kaufen. Außerdem sind Deos durch die darin enthaltenden Schwermetalle und künstlichen Aromen sehr gesundheitsschädlich. Die bei konventioneller Produktion verwendeten Aluminiumverbindungen stehen im Verdacht, ursächlich an der Entwicklung von Morbus Parkinson und anderen demenziellen Entwicklungen beteiligt zu sein. Wenn Sie also Deo verwenden wollen, dann sollten Sie ausschließlich Deos aus der Naturkosmetik verwenden.

Bäder, Packungen, Wickel und ihre Wirkung

Die Mobilisierung der Schlacken ist auch über verschiedene Einwirkungen von außen möglich: dazu zählen Bäder, Wickel, Packungen und Auflagen. Sie unterstützen die Entsäuerung des Körpers.

Diese Anwendungsformen sind besonders für Personen geeignet, die aufgrund ihrer Beschwerden selbst nicht aktiv zur Entsäuerung beitragen können, z. B. durch Sport.

Je höher die Säurebelastung ist, desto langsamer sollte entgiftet werden, um das gesamte System nicht zu überfordern. Zu viele gleichzeitig gelöste Schlacken kann die Lymphe nicht transportieren und Leber und Nieren können sie eventuell nicht verarbeiten. Je schwerer eine Krankheitssituation also ist, desto vorsichtiger sollte die Entgiftung erfolgen.

Bäder ziehen nicht nur die Schlacken direkt aus der Haut heraus, sondern mobilisieren auch die Ablagerungen aus den darunterliegenden Geweben. Werden Schlacken über die Lymphe ins Blut geleitet, macht dies müde, daher ist die Ruhephase nach dem Bad wichtig, damit der Körper erst einmal seinen »Hausputz« machen kann. Ein Effekt ist, dass mehr Urin ausgeschieden werden kann. Hautjucken oder vermehrte Hautreaktionen, wandernde Muskel- und Gelenkbeschwerden können ebenfalls auftreten. Dies ist ein Zeichen dafür, dass der Körper die Behandlung erfolgreich annimmt und eine Regulation angestoßen wurde. Setzen Sie die Bäder fort, werden die Reaktionen nachlassen, sobald der Körper keine Schlacken mehr ausscheiden muss.

Unterstützen Sie diesen Prozess mit basischer Ernährung, Massagen und entgiftenden Tees für Leber und Niere, so wird der Körper diese Beschwerden alsbald hinter sich lassen.

Bei kreislauf-, blutdruck- und herzgeschädigten Personen bieten sich Wickel und Auflagen an, da diese weniger belastend sind als Ganzkörperbehandlungen. Allerdings ist die Wirkung hier auch geringer und teils auf die lokal behandelten Stellen beschränkt. Tägliche Fußbäder sind für diesen Personenkreis, aber auch für Menschen mit sehr hoher Schlackenbelastung, besonders gut geeignet, da sie wirksam, aber weniger anstrengend sind.

Mineralstoffbäder, -packungen und Solebäder

- entspannen die Muskulatur,
- regen den Stoffwechsel und die Durchblutung an,
- lindern rheumatische und muskuläre Beschwerden,
- lindern und regenerieren chronische Gelenkleiden,
- entsäuern Muskeln, Haut und Bindegewebe,
- beruhigen und lindern bei Atemwegserkrankungen,
- fördern die Schleimaustragung,
- lindern Hauterkrankungen und Allergien,
- stärken und regen den Stoffwechsel an: von Nieren, Blase und Verdauungssystem.

BADEZUSÄTZE ZUR ENTSÄUERUNG

SOLEBAD

Totes Meer Salz oder Himalayasalz, für ein Vollbad 80 bis 100 g,
für ein Fußbad 2 gehäufte Esslöffel
Badezeit: Nach eigenem Gefühl, mindestens 15 Minuten.

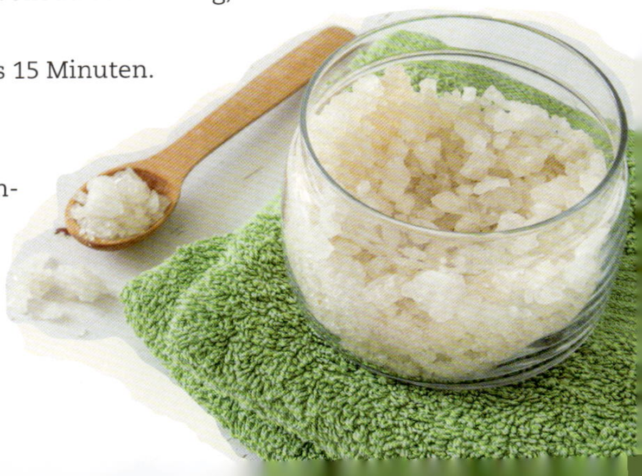

BASISCHE SALZMISCHUNGEN

(Natriumcarbonat, Kalium- und Magnesiumcarbonate oder entsprechende Citrate, Eolithe sowie Fertigprodukte)

Anwendung:

- je Fußbad 2 gehäufte Esslöffel,
- je Vollbad 80 bis 100 Gramm basische Mischung

Badezeit:

- Fußbad: mindestens 45 Minuten,
- Vollbad: mindestens 45 Minuten, besser noch 1 bis 1,5 Stunden.

Das Badewasser sollte die Körpertemperatur nicht übersteigen. Innerhalb der ersten 20 Minuten werden die Säureablagerungen aus der Haut neutralisiert, erst danach wird Säure aus den Unterhaut- und Bindegewebsschichten nach außen transportiert. Während des Bades ist es sinnvoll, den Körper mit einer weichen Badebürste oder einem Luffa-Handschuh sanft abzurubbeln. Auch wenn das Badewasser sehr trübe werden kann, ist das seidenweiche Gefühl der Haut ein tolles Ergebnis.

NATRIUMBICARBONAT-BAD

Anwendung:

- je Fußbad 2 gehäufte Esslöffel,
- je Vollbad ca. 80 Gramm

Badezeit:

Jeweils 15 bis 20 Minuten bei körperwarmem Wasser, ideal sind zwei bis drei Bäder pro Woche. Nach 15 Bädern eine Pause von sechs bis acht Wochen einlegen, danach regelmäßig ein Bad pro Woche.

Nach Dr. Rudolf Beck und der russischen Ärztin Prof. Olga Lepeschiskaja sollen diese Bäder die Leistungsfähigkeit steigern und ein »Jungbrunneneffekt« bewirken.

Nach allen Bädern sollte eine Ruhezeit von wenigstens 30 Minuten berücksichtigt werden. Alle hier angegebenen Materialien für Bäder können auch für Packungen und Wickel verwendet werden.

SCHWEFELBÄDER

Schwefelverbindungen fördern die Entgiftung über die Haut und den Stoffwechsel. Sie verstärken die Wärmewirkung des Wassers, fördern die Durchblutung und lindern so Gelenkbeschwerden, Entzündungen, rheumatische Erkrankungen und Hauterkrankungen. Das Einatmen der freiwerdenden Schwefelionen beruhigt die Schleimhäute und ist hilfreich bei Lungen-, Hals-, Nasen- und Bronchialerkrankungen. Schwefelbäder verstärken den Abbau von Säureschlacken aus Leber und Gewebe.

Anwendung:
Flüssige oder pulverförmige Fertigprodukte nach Packungsanweisung anwenden.

MOORBÄDER

Moorbäder wirken entspannend, regen den Stoffwechsel an, sind entzündungshemmend (Huminsäuren) und haben positive Effekte auf das Immunsystem. Sie sind schmerzlindernd bei allen rheumatischen Erkrankungen und Gelenkserkrankungen.

Anwendung:
Pulverförmige Fertigprodukte nach Packungsanweisung anwenden. Moorvollbäder können den Kreislauf belasten, daher sollten Personen mit Herz- und Blutdruckerkrankungen diese nicht anwenden. Alternativ können Teilpackungen aus Moor oder Fango z. B. für Rücken, Nacken oder Gelenke verwendet werden. Diese im Backofen erwärmen und für 15 bis 30 Minuten auf die betroffenen Stellen auflegen.

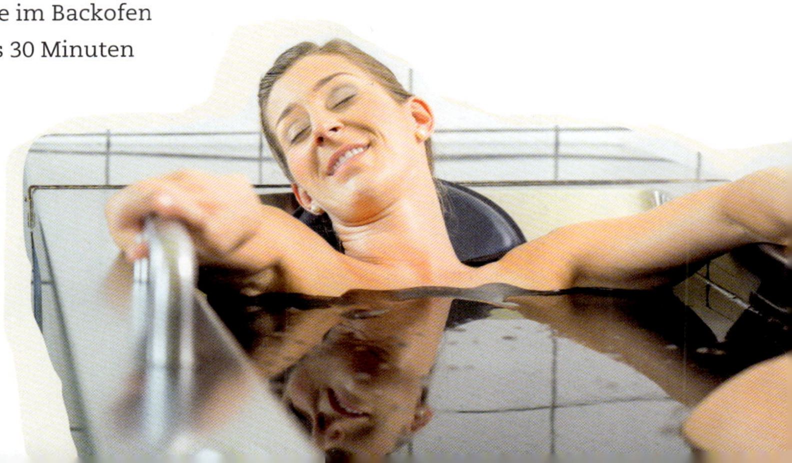

SCHWITZBÄDER UND SAUNA

Schwitzbäder und Sauna stärken stärken das Immunsystem, regulieren den Wärmehaushalt des Körpers und bauen Stress ab. Sie entkrampfen die Muskulatur und das vegetative Nervensystem und fördern den Schlackenabbau in Muskulatur und Bindegewebe.

Beachten Sie die Sicherheits- und Nutzungsregelungen der jeweiligen Sauna. Nutzen Sie möglichst Temperaturbereiche zwischen 50 und 90 Grad. Temperaturen über 100 Grad sind unnötig belastend für den Kreislauf. Abkühlen ist nach der Sauna besonders wichtig. Schonend und gleichzeitig entgiftend ist es, wenn Sie mit dem Kaltwasserschlauch langsam erst die Beine, dann die Arme von außen hoch und innen wieder abwärts abkühlen. Dann erst Rumpf, Nacken und Rücken kalt abspülen.

Nur **vor** dem Gang in die Sauna schwimmen, danach zum Abkühlen nur leicht im Wasser bewegen, keinesfalls Schwimmen oder ins Wasser springen.

FUSSBÄDER UND GANZKÖRPERBÄDER MIT KRÄUTERZUSÄTZEN

Anregend und durchblutungsfördernd:

- Rosmarin, Fichtennadel, Kiefer, Rosskastanie.
  Abends eher nicht anwenden, da diese Bäder belebend wirken.

Beruhigend:

- Lavendel, Hopfen.

Entsäuernd und entgiftend:

- Hagebuttenpulver, Grünlippmuschelpulver, Heilerde, Kreide plus Natriumbicarbonat,
- Birken- oder Senfmehlaufguss plus Natriumbicarbonat,
- Schafgarbe, Zinnkraut, Brennnessel, Melisse, Salbei, Fenchel.

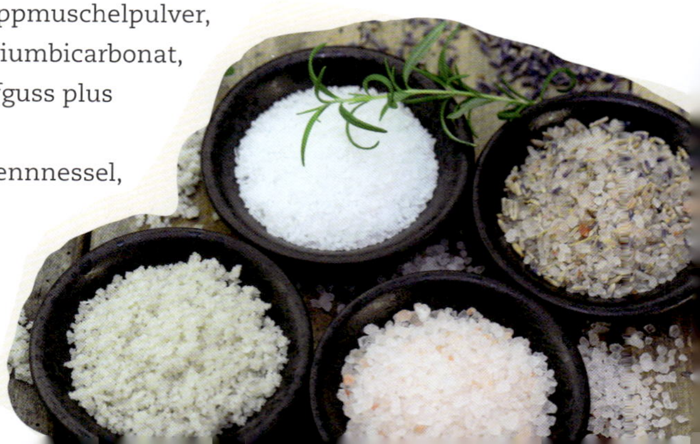

Anwendung:

- Kräuter: 2 Hände getrocknete Kräuter einige Stunden kalt in Wasser ansetzen, 15 Minuten köcheln, absieben und den Sud dem Badewasser zugeben. Frische Kräuter müssen nicht vorweichen.
- Heublumen: Einen 10-Liter-Eimer nicht ganz mit Heu füllen, kaltes Wasser hinzufügen und über Nacht ansetzen, den abgesiebten Sud dem Badwasser zugeben.

MINERALSTOFFPACKUNGEN

Mineralstoffpackungen dienen ebenfalls der Entsäuerung und Entgiftung. Ich wende sie häufig vor der Entsäuerungsmassage an, denn die Schlacken werden damit gelöst und können schneller abtransportiert werden. Sie können Packungen auch gut zu Hause anwenden.

So gehts:

- Verrühren Sie eine Hand voll feines Meer- oder Himalayasalz, 50 ml Sesamöl, 50 ml Olivenöl, 2 EL basisches Badesalz oder Natron, 3 EL Heilerde oder Zeolithpulver zu einem Brei und geben Sie unter Rühren 1 Tasse heißes Wasser zu.
- Reiben Sie mit der Mischung den ganzen Körper großzügig ein (für den Rücken ist eine zweite Person hilfreich).
- Massieren Sie die aufgetragene Masse mit feuchten Händen gut in die Haut ein. (Eine bereitgestellte Schüssel mit warmen Wasser ist hilfreich, um die Hände immer wieder zu befeuchten.)
- Wickeln Sie sich in ein großes Laken ein und legen Sie sich ca. 20 bis 30 Minuten hin. Sie können sich zusätzlich eine Wärmeflasche in den Rücken und auf den Bauch legen.
- Duschen Sie sich anschließend ab und ruhen Sie warm eingepackt nach.

Die Öle in der Mischung machen nicht nur die Haut schön, sondern binden auch ausgeschiedene Gifte.

Massagen

ENTSÄUERUNGSMASSAGE NACH METZ-MELCHIOR / COLLIER

Diese Massage kann in Kurzform oder als Ganzkörpermassage angewendet werden und wird in der Ausbildung zum Basen-Balance-Praktiker gelehrt. Sie kombiniert die von Renate Collier konzipierte Massage mit eigenen Massagegriffen sowie Druck- und Energieanwendungen.

KURZMASSAGE

- Über den Nacken werden mit speziellen Roll-, Zupf und Streichgriffen die Lymphbahnen nach vorne zum Herzen hin »leer« gearbeitet. Dabei lässt der Therapeut viel Energie in den Körper des Patienten fließen, die für eine verbesserte Durchblutung und Erwärmung sorgt und dadurch den Abtransport der Schlacken verstärkt.
- Die Unterschenkel werden vom Fuß ausgehend nach oben sanft massiert. Stellen mit Einlagerungen werden mit viel Energie und sanftem Druck entlastet. Der Lymphfluss kommt wieder in Bewegung und transportiert abgelagertes Wasser und Säurereste ab. Dicke Füße und geschwollene Knöchel können mit dieser Massage langfristig beseitigt werden. (Ich staune in der Praxis immer wieder, wie schnell oft solche Belastungen verschwinden.)

GANZKÖRPERMASSAGE

Wie bei der Kurzmassage wird der Körper mit Roll-, Zug-, Streich- und Rollgriffen von Kopf bis Fuß bearbeitet. Die Arbeit des Behandlers kann 1 bis 1,5 Stunden in Anspruch nehmen.

Einige Stellen am Körper können anfangs schmerzhaft sein. Unser Bindegewebe hat viele Schmerzrezeptoren und Druck von innen oder von

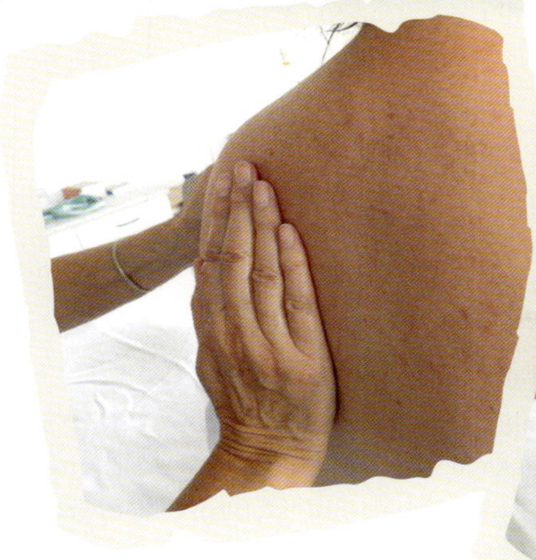

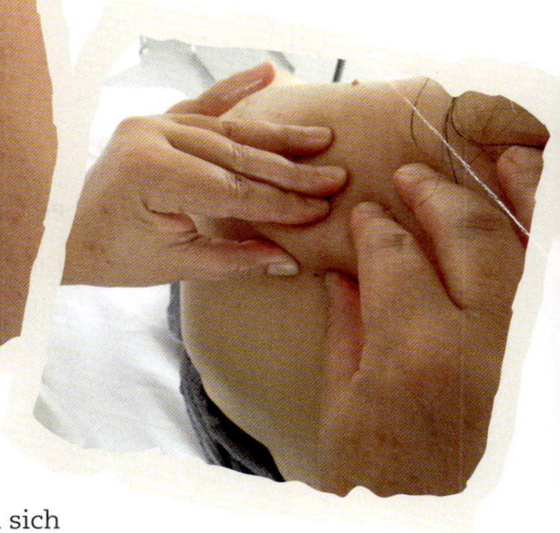

außen ist unangenehm. Nach der Massage fühlt man sich leichter und hat den Eindruck, man atmet durch die Haut. Dieser Eindruck stimmt, denn die Hautatmung wird durch die Entschlackung des Hautuntergewebes verbessert.

SELBSTMASSAGE

Auch wenn wir bei der Selbstmassage nicht alle Körperteile gleichermaßen gut erreichen können, bietet sich diese manuelle Unterstützung an:

- Beginnen Sie am Nacken links und rechts neben dem Hals. Mit der linken Hand streichen Sie mit etwas Druck vom Nacken aus über die Haut nach vorn zum Schlüsselbein. Ca. fünf- bis zehnmal wiederholen.
- Wiederholen Sie dies mit der rechten Hand auf der anderen Nackenseite.
- Greifen Sie leicht mit den Daumen und den anderen Fingern ins Fleisch des Oberschenkels von der Innen- und der Außenseite nach oben gehend und zupfen Sie leicht das Gewebe. Anschließen streichen Sie mit den Händen flächig über die Leiste und die Hüfte nach oben.
- Zupfen Sie Ober- und Unterarme genauso und streichen Sie zum Herzen hin das Gewebe aus.
- Massieren Sie kreisend den Unterbauch mit festen Bewegungen im Uhrzeigersinn.

- Zupfen Sie den Oberbauch von links und rechts zur Mitte hin und streichen Sie dann von der Leiste nach oben zur Bauchmittellinie bis über das Brustbein mittig zum Herzen aus.

FUSSREFLEXZONENMASSAGE

Über die Reflexzonen an den Füßen kann der ganze Körper behandelt werden. Bei der Massage werden alle Organe bearbeitet. Der Behandler kann feststellen, wo der Körpers belastet ist, denn diese Stellen reagieren mit Schmerzen. Über die Massage der Punkte können die Organe in ihrer Arbeit angeregt oder wieder beruhigt werden.

RÜCKENMASSAGE NACH RUDOLF BREUSS

Die Rückenmassage ist besonders für Personen geeignet, die bereits Rückenbeschwerden haben und wird über der Wirbelsäule und dem ganzen Rücken ausgeführt. Sie hat regulierende Einflüsse auf die Wirbelsäule, da sie die Muskelansätze entspannt und die Rückenmuskulatur entlastet. Die Massagebewegungen werden über den Blasenmeridian von oben nach unten geführt, sodass sie anregend auf die Nieren- und Blasenausscheidung wirken.

LYMPHDRAINAGE

Die Lymphdrainage mobilisiert Ablagerungen von Wasser und Eiweißen in den Lymphbahnen. Stauungen werden beseitigt, sodass wieder mehr Schlacken aus dem Gewebe aufgenommen und entsorgt werden können.

KLANGSCHALENMASSAGE

Die durch den Klang erzeugten Schallwellen dringen in den Körper ein, lösen durch die Übertragung der feinen Vibrationen Stauungen im Gewebe und fördern den Abbau von Schlacken.

Innere Anwendungen

Zur Entgiftung und Entsäuerung steht uns eine breite Palette an Möglichkeiten zur Verfügung, u. a. Phytotherapie, Homöopathie, energetische Verfahren.

Ich erwähne hier die Verfahren, die ich mit Erfolg in der eigenen Praxis anwende. Dies ist sicher nicht der Weisheit letzter Schluss und sollte niemanden davon abhalten, andere Verfahren und Präparate auszuprobieren und zu nutzen. Hierbei ist es sinnvoll, eine/n Heilpraktiker/in oder einen Arzt/eine Ärztin für Naturheilkunde zur Unterstützung hinzuzuziehen.

MINERALSTOFFGABEN

Um die sauren Salze und Ablagerungen zu neutralisieren, müssen basische Mineralien zugeführt werden. Nur dann kann der Körper die neutralisierten Stoffe ausscheiden.

SCHÜSSLER-SALZE

Die Mineralstoffe nach Dr. Schüßler liefern uns nicht nur notwendige Substanzen. Darüber hinaus sind sie sofort »zellverfügbar«, denn alle Mineralsalze, die bei Schüßler und den Ergänzungsmitteln angewendet werden, sind in D6 und D12 potenziert. Das bedeutet, sie sind in ihrer Molekülgröße verkleinert und aktiviert. Sie liefern Material für die Zellen und den notwendigen Anstoß, andere Mineralien und Spurenelemente wieder zu verarbeiten.

Schüßler-Salze für die Entsäuerung

Grundsalze:

- Nr. 2 Calcium phosphoricum: neutralisiert Säure und verbessert die Eiweißverarbeitung.
- Nr. 4 Kalium chloratum: neutralisiert Säure, verbessert die Funktion von Lymphen und Nieren und unterstützt die Entgiftung.

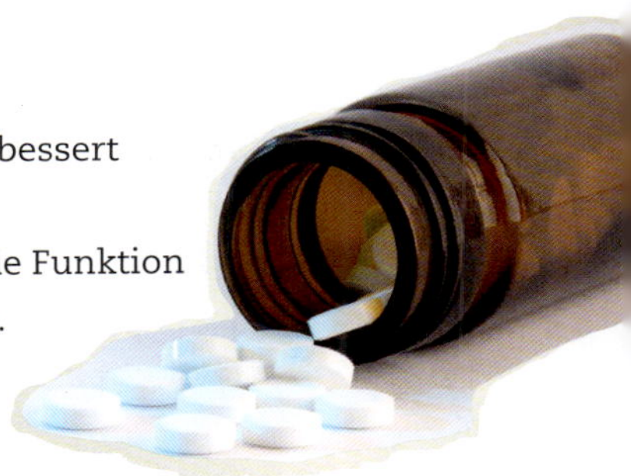

- Nr. 6 Kalium sulfuricum: unterstützt Leber und Entgiftung.
- Nr. 7 Magnesium phosphoricum: neutralisiert Säuren.
- Nr. 9 Natrium phosphoricum: hält Säuren abbaufähig, verhindert, dass sie sich ablagern.
- Nr. 11 Silicea: unterstützt den Abtransport der Schlacken und Säuren.

Nehmen Sie während einer Basen-Kur pro Tag und Sorte jeweils 20 Pastillen/Tabletten. Lösen Sie diese in 500 ml Wasser auf und trinken Sie es schluckweise über den Tag verteilt. Die höhere Anzahl der Pastillen sorgt dafür, dass möglichst wenige Begleiterscheinungen auftreten. Erfahrungsgemäß haben Kurteilnehmer dann keine Kopfschmerzen und wenig andere Beschwerden. Im Anschluss an die Kur nehmen Sie für wenigstens 6 bis 12 Monate 10 Stück pro Tag und Sorte. Empfehlenswert ist es auch, einen erfahrenen Therapeuten einzubeziehen, der über Kenntnisse in der Antlitzdiagnose verfügt.

Ergänzungssalze:

- Nr. 12 Calcium sulfuricum: bindet und neutralisiert Säuren.
- Nr. 23 Natrium bicarbonicum: bindet und neutralisiert Säuren.

Von beiden Mitteln nehmen Sie 3 x 3 Stück pro Tag. Liegt eine Schwermetallbelastung vor, sollten Sie die Nr. 8 Natrium chloratum dazugeben. Extreme Müdigkeit und Kopfschmerzen sind ein Hinweis auf die Belastung mit Schadstoffen, sie treten z. B. nach der Entfernung von Amalgam aus den Zähnen auf. Eine Feststellung der Schadstoffe kann durch eine Haarmineralanalyse erfolgen.

BASENPRÄPARATE UND MINERALSTOFFE ANDERER HERKUNFT

Für die Säureregulation sind zahlreiche Produkte aus basischen Mineralstoffkombinationen erhältlich. Achten Sie darauf, dass die Produkte ein oder mehrere Mineralien enthalten, etwa Calcium, Magnesium und Kalium, und diese jeweils als Carbonat und Citrat.

Reine Carbonate wirken mehr auf den Magen, wogegen die Citrate erst im Darm aufgespaltet werden und dabei helfen, Säuren aus den Geweben herauszulösen.

Dr. Rudolf Beck empfahl die Entsäuerung mit Natron (Natriumhydrogencarbonat). Er schreibt dazu, dass dieses fälschlicherweise in kleinen Mengen genommen wird und dann seine volle Wirkung nicht entfalten kann. Kleine Mengen, langsam getrunken, wirken bei akutem Sodbrennen und neutralisieren das Zuviel an Säure im Magen.

Nimmt man einen Teelöffel voll auf ein Glas Wasser und trinkt es in einem Zug aus, geht das Bicarbonat direkt in den Dünndarm und kann so die Säure aus dem Gewebe lösen.

Mineralstoffe werden in vielen Kombinationen im Handel angeboten. Greifen Sie generell nur zu hochwertigen Produkten aus dem Reformhaus oder der Apotheke. Billige Brausetabletten aus Supermärkten haben häufig Inhaltsstoffe, die die basische Wirkung des Mineralstoffs zerstören (künstliche Aromastoffe u. Ä.). Der Körper kann diese dann nicht verwenden, sondern baut sogar neue Ablagerungen auf.

Naturvölker verwenden für ihre Mineralstoffversorgung meist Stoffe aus der Natur: Sie mahlen Muscheln und Kalksteine, lutschen Steine (solche Kalksteine gibt es auf Märkten in Südamerika zu kaufen) und unsere Vorfahren verwendeten u. a. Kreide. Kleine Kinder lutschen gerne an Steinen und essen diese manchmal, oder auch Erde. Nachdem das Getreide nicht mehr auf steinernen Mühlsteinen gemahlen wird, fehlt uns der Abrieb. Auch fehlt uns oft Eisen oder Zink, das früher in Kochtöpfen und Schüsseln enthalten war.

DER PH-WERT UND SEINE BEDEUTUNG FÜR UNSERE GESUNDHEIT

pH ist abgeleitet von »potentia Hydrogenii« und bedeutet übersetzt »Kraft des Wasserstoffs«.

Der Wert zeigt die Wasserstoffionen-Konzentration pro Liter Flüssigkeit und den Grad der sauren bzw. basischen Reaktion an. Wasserstoffionen sind reaktionsfreudige, elektrisch geladene Atome des Wasserstoffs.

In wässrigen Lösungen liegen die pH-Werte meist zwischen 0 (stark sauer) und 14 (stark alkalisch). Die pH-Werte 0 bis 7 gelten für Säuren, 8 bis 14 für Basen. Ab pH-Wert 4 wirkt eine saure und ab pH-Wert 9 eine basische Flüssigkeit ätzend.

Wir benötigen an den richtigen Stellen einen neutralen pH-Wert im Körper, damit der Stoffwechsel seine chemische Regulation ungestört durchführen kann. Der Organismus funktioniert in den meisten Systemen am besten im neutralen und basischen Milieu.

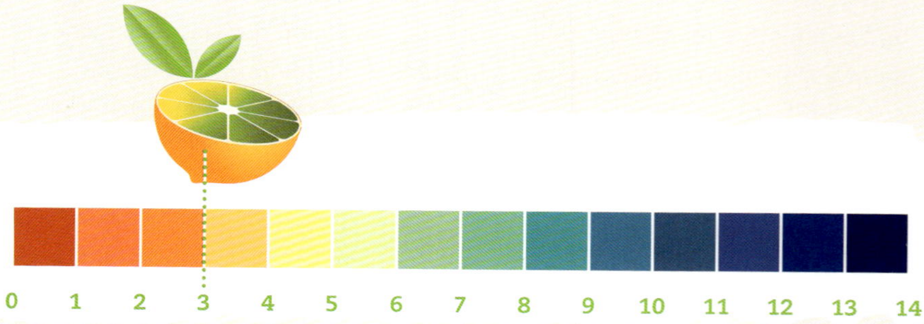

Abbildung: pH-Teststreifen

Säuren und Basen

Säuren (Acid) sind chemische Verbindungen, die in wässriger Lösung Wasserstoffionen abgeben. Sie sind im Körper notwendig, da ihre Verbrennung zur Energiegewinnung dient.

Sie wirken u. a. anregend auf das Nervensystem. Erst das »Zuviel« schädigt u. a. Bindegewebe, Darm- und Magenschleimhaut und lässt Unruhe und Nervosität entstehen.

Binden sich an das Hämoglobin im Blut vermehrt Säuren, kann weniger Sauerstoff aufgenommen werden. Die Minderversorgung mit Sauerstoff verursacht Erkrankungen der Organe und des Gewebes. Säurebildende Elemente sind Chlor, Schwefel und Phosphor. Bei den Basen werden in der wässrigen Lösung Hydroxidionen (OH) abgegeben. In wässriger Lösung werden sie in ionische Teilchen gespalten und können so zur Neutralisation von Säureresten genutzt werden. Sie dienen im Körper vor allem dem durch Enzyme gesteuerten Stoffwechsel. Die meisten Stoffwechselvorgänge laufen entweder nur im basischen Milieu ab oder werden dadurch begünstigt. Basenbildende Stoffe sind u. a. die Mineralien Eisen, Natrium, Kalium, Magnesium, Kalzium.

pH-Werte der Organe

Der Stoffwechselrhythmus sorgt im Laufe des Tages für einen unterschiedlich hohen pH-Wert im Körper.

Nachts werden die Gewebedepots entleert, sodass der Morgenurin bei Übersäuerung besonders sauer ist. Die Nieren können freie Säuren bis zu einem pH-Wert von 4,5 ausscheiden. Alle Säuren, die der Körper nicht mittels Verbrennung in Energie umwandeln kann, müssen durch Basen neutralisiert und über die Niere als Neutralsalze abgegeben werden.

Der neutrale pH-Wert liegt zwischen 6,5 und 7,5. Liegt der Wert des ersten Morgenurins bei pH 7,5, liegt er im Gewebe bei dem anzustrebenden Wert von ca. 7,4.

Im Tagesverlauf verändern sich die Werte, einen höheren Säurewert findet man meist gegen 16 Uhr. Neutrale oder basische Werte kann man gegen 10 und 19 Uhr feststellen.

MAGEN

Der durchschnittliche pH-Wert liegt im Magen bei 1,2 bis 3,0 und ist damit der am stärksten saure Bereich des Körpers. Dieser Wert wird durch die Magensäure hervorgerufen. Die Säure dient der Verdauung. Sie ist zur Aufspaltung von Eiweißen und festeren Nahrungsbestandteilen erforderlich. Außerdem werden Bakterien abgetötet, die mit der Nahrung in den Körper gelangt sind.

Ist das Milieu zu sauer, kommt es zu Verätzungen an der Magen- und Speiseröhrenschleimhaut mit der Gefahr der Geschwürbildung. Hinweise für eine Übersäuerung des Magens sind Sodbrennen und saures Aufstoßen.

BAUCHSPEICHELDRÜSE UND ZWÖLFFINGERDARM

Bei einem pH-Wert von 8,0 in der Bauchspeicheldrüse und im Darm liegt dieser Bereich deutlich im basischen Bereich. Hier wird die durch den Magen »gesäuerte« Nahrung neutralisiert, damit die wichtigen Nährstoffe aufgeschlossen und resorbiert werden können.

BLUT

Der pH-Wert des Blutes ist einer der wichtigsten Parameter. Der Normbereich liegt zwischen 7,37 und 7,43, unter 7,36 liegt eine Übersäuerung vor, unter pH 7,0 besteht akute Lebensgefahr. Der pH-Wert des Blutes kann zu der Fehleinschätzung führen, dass keine Übersäuerung vorliegt, wenn der Wert innerhalb des Toleranzbereichs liegt.

Dem ist aber nicht so, denn der Körper mobilisiert alles an basischen Substanzen, die ihm über die Nahrung und aus den Depots zur Verfügung stehen, um den Blut-pH-Wert stabil zu halten. Er zieht die Basen aus den Geweben und aus den Knochen, um im Blut für Stabilität zu sorgen. Für den Körper heißt es: lieber Abbau als tot!

BINDEGEWEBE

Im Bindegewebe liegt der Wert des nicht übersäuerten Menschen bei 7,08 bis 7,30. Zu viel Säure wird vom Bindegewebe aufgenommen und »zwischengelagert«.

MUSKELN UND ORGANE

In der Muskulatur und den Organgeweben liegt der pH-Wert im Allgemeinen bei 6,9. Hier wird im leicht sauren Bereich »gearbeitet«. Bei der ständigen Verbrennung der Nährstoffe fällt Kohlensäure an. Erst bei anhaltend überhöhter Säureflut steigt der pH-Wert und löst Beschwerden aus.

SPEICHEL

Der Speichel ist im Normalfall mit einen pH von 7,0 bis 7,1 im neutralen Bereich. Bei Übersäuerung können auch hier Abweichungen ins Saure gemessen werden.

SPERMA

Auch bei einer Übersäuerung liegt der pH-Wert von Sperma bei ca. 7,5 pH.

Seit ca. 1920 verzeichnet unsere Gesellschaft einen kontinuierlichen Geburtenrückgang, der parallel zum Anstieg der Übersäuerung steht. Die Annahme liegt nah, dass Übersäuerung ein Einfluss auf den Geburtenrückgang in den Industrienationen hat.

NIEREN UND HARN

Zwischen 4,8 und 8,0 sind die Normalwerte des pH im Urin. Da über den Urin die Säuren ausgeschieden werden, sind Werte über 5,0 ein Zeichen für die reguläre Ausscheidung. Werte unter 5,0 an mehreren Tagen zeigen eine Übersäuerung an.

DER PISCHINGER RAUM IM BINDEGEWEBE

Dr. Alfred Pischinger lebte von 1899 bis 1983, er war österreichischer Arzt und Histologe. Seine Lehre einer »Grundregulation des Organismus über das Bindegewebe« hatte weitreichende Folgen. So zeigte Pischinger in Studien, dass der Körper aus vielen biologischen Systemen besteht, die alle miteinander verbunden und verknüpft sind. Der ständige Austausch von Informationen, Stoffen und Energie zwischen diesen Systemen macht Leben in dieser komplexen Form unseres Körpers erst möglich.

Die extrazelluläre Flüssigkeit des Bindegewebes ist für die Stoff- und Informationsausbreitung zwischen den Organsystemen verantwortlich. Da diese Fähigkeit von Pischinger dokumentiert wurde, bezeichnet man diesen »Raum« in den Bindegewebszellen als »Pischinger Raum«. Wir begegnen diesem »Raum« auch in anderen Bezeichnungen: Grundsubstanz, Zellmatrix, Gewebematrix oder auch einfach nur »die Matrix«.

Dieser Bindegewebebereich besteht aus unterschiedlichen Zellen, der strukturierten Zwischenzellsubstanz. Hier liegen Nervenenden, die Zuflussöffnungen der Lymphbahnen sowie die Endstrombahnen des menschlichen Gefäßsystems (Venen).

Die Zellen bilden die »Grundsubstanz« und damit das zentrale Regulationsorgan des menschlichen Organismus: Hier werden alle Stoffe »gefiltert«, die jede Zelle zur Verarbeitung und zum Leben benötigt.

Der Zustand bzw. die Struktur dieses Gewebes beeinflusst die Körperzellen und ihre Funktion, genauso wie die verschiedenen Funktionen der Zellen die Struktur des Bindegewebes verändern.

Das Bindegewebe filtert, bindet und transportiert die verschiedensten Stoffwechselprodukte. Diese Filterfunktion wird von sogenannten Proteoglykanen erledigt und stellt die Grundregulation nach Pischinger dar. Die Proteoglykane sind vielschichtig aufgebaut, enthalten Keratine, Hyaluron und verbinden die Kollagenfasern in der Matrix (Grundsubstanz) miteinander. Sie sind an der Bindung von Kationen beteiligt und regulieren die Bewegung von Molekülen durch die Grundsubstanz. Inzwischen gibt es Hinweise darauf, dass sie die Stabilität und Aktivität von Proteinen beeinflussen und an der Bewegung von Signalmolekülen beteiligt sind (was Pischingers Theorien bestätigt).

Wir haben verschiedene Arten von Zellen im Körper. Jede Zelle muss mit Nährstoffen und Sauerstoff versorgt werden. Wie kommen diese Nährstoffe aber in die Zelle? Mittels der Blutgefäße. Die Blutgefäße transportieren die Stoffe. Aber die Blutgefäße haben keine direkte Anbindung an jede einzelne Zelle. Die Gefäße geben ihre Stoffe ab, die dann zu den einzelnen Zellen »hinspazieren«. Diesen Spaziergang treten die Stoffe im Wesentlichen durch Bindegewebszellen an. Verbrauchte Stoffe und Zelltrümmer der Zellen werden auf dem Rückweg durch das Bindegewebe wieder von den Blutgefäßen aufgenommen (z. B. Kohlendioxid, das über die Lunge ausgeatmet wird, aber auch durch die Lymphgefäße).

Laut Pischinger sammeln sich im Laufe der Jahre und Jahrzehnte in diesem Bereich »Abfälle«, die nicht mehr abtransportiert werden, sondern sich auf dem Weg zur Zelle und von der Zelle »stauen«. Die Transport- und Siebfunktion des Bindegewebes wird belastet und reduziert nach und nach ihre Leistung, bis sie zum Erliegen kommt. Das bedeutet den Beginn von Erkrankungen.

In der Naturheilkunde wird dieser Zustand als Verschlackung bzw. Vergiftung bezeichnet. Inzwischen wird diese Problematik auch von den Schulmedizinern wieder ernst genommen. Die Mediziner zwischen 1000 v. Chr. bis etwa 1800 wussten über die Verschlackung des Körpers Bescheid und praktizierten die bekannte »Säftelehre«.

Bereits Pischinger warnte davor, dass die zunehmende Abnahme der Siebfunktion in der Grundsubstanz bedeutet, dass der Körper die Fähigkeit zur Selbstregulation verliert.

GRUNDLAGEN DER BASISCHEN LEBENSVERÄNDERUNG

»Nichts wird so heiß gegessen, wie es gekocht wird«, sagt ein altes Sprichwort. Sie werden sehen, dass die Tipps für eine basische Ernährung einfach und verständlich sind und Sie Spaß haben werden, alles auszuprobieren und eigene Rezepte zu entwickeln.

Suchen Sie sich aus allen drei Listen (ab Seite 102) zunächst das aus, was Sie gerne essen. Überlegen Sie, welche Gerichte Sie daraus zubereiten können.

Diskutieren Sie den Plan mit niemandem, egal ob Familie, Freunde, Kollegen. Sagen Sie einfach: »Ich will mal etwas anderes essen, ich brauche neuen Geschmack.« Bei gesundem Essen glauben leider viele, das kann nicht schmecken. Dass es genau umgekehrt ist, kann man lernen. Stellen Sie lieber die Ernährung in kleinen Schritten um, als zu schnell zu viel auf einmal zu ändern und dann abzubrechen. Eines kann ich Ihnen versprechen: Sie werden mit jedem Schritt der Umstellung mehr Geschmack am Essen und Trinken haben. Ihre Geschmacksknospen werden wieder »aufwachen«, denn diese verkleistern geradezu bei Übersäuerung.

Für die Umstellung sollten Sie beachten: Wenn Sie bisher keine Vollkornprodukte und wenig Rohkost gegessen haben, erleichtern Ihnen die nachfolgenden Hinweise die Veränderung.

- Essen Sie regelmäßig, am besten drei Mahlzeiten am Tag, diese dürfen alle warm sein. Wenn Sie gleichzeitig Gewicht reduzieren wollen, sollten Sie Zwischenmahlzeiten vermeiden. Stattdessen lieber warmen Tee trinken.

- Langsam umstellen, da Ihr Darm erst lernen muss, größere Mengen an Ballaststoffen zu verarbeiten. Beginnen Sie direkt morgens mit Müsli, mittags Salat und abends Getreidepfanne, dann wird Ihr System streiken. Es kommt zu Blähungen und Druck im Bauch. Deshalb schrittweise die Ballaststoffmenge erhöhen.

- Warmes Essens erleichtert dem Körper die Verarbeitung, da er das Material nicht erst auf Körpertemperatur erwärmen muss. Darum legen Sie Dinge, die Sie roh essen werden, am besten nicht in den Kühlschrank oder holen Sie sie frühzeitig heraus, damit sie sich auf Zimmertemperatur erwärmen können.

- Morgens lieber einen warmen Brei aus Ihrem Müsli machen, das wird besser verdaut, hält lange satt und gibt ein angenehmes Gefühl im Bauch.

- Salate und Rohkost sollten Sie eher mittags essen und vor dem Essen einen warmen Tee oder Wasser trinken. Wenn Rohkost abends gegessen wird, gärt sie eher, da sie eine längere Verdauungszeit benötigt. Möchte man nicht auf den Salat verzichten, sollte er als Vorspeise vor warmen Gerichten gegessen werden.

- Obst sollten Sie morgens mit in den Getreidebrei geben oder ausschließlich Obst essen. Obst eignet sich tagsüber auch als Zwischenmahlzeit oder als Ersatz für ein Mittagessen. Abends nach dem Essen sollten Sie es vermeiden, da die Fruchtsäure mit dem natürlichen Zucker Gärung verursacht, vor allem wenn Sie gleichzeitig Kohlenhydrate oder Eiweiß gegessen haben. Als Apfelmus oder Kompott ist Obst verträglicher.

Basische Lebensweise

Wenn Sie mit sich zufrieden sind und keine Beschwerden haben, aber Ihre Vitalität steigern möchten, wählen Sie aus den drei Lebensmittellisten ab Seite 102:

- 60 bis 70 % basische Produkte,
- 10 bis 25 % leicht saure Produkte,
- 5 bis 10 % stark säuernde Produkte.

Damit hat der Körper genügend Basenüberschuss und kann ein Zuviel an Säure ausreichend abpuffern. Sie können sich satt essen und verlieren dennoch überflüssige Pfunde. Mit der Umstellung auf die basische Lebensweise werden Sie Ihr Gewicht auch weiter halten, da es sich um eine echte Ernährungsveränderung handelt und nicht um eine Diät, die nur die Speicher leert, um sie bei der Rückkehr zum vorherigen Essschema sofort wieder aufzufüllen.

Basen-Balance-Kur

Wenn Sie Beschwerden oder Ablagerungen haben, führen Sie zuerst eine Basen-Balance-Kur über vier bis acht Wochen durch und bleiben danach bei der »basischen Lebensweise«.

Die Kur ist dazu gedacht, den Körper von allen abgelagerten Säureresten zu befreien und ihn vital und schmerzfrei zu machen. Die meisten körperlichen Beschwerden werden mit der Kur relativ kurzfristig verbessert. Wenn man jedoch Jahre oder Jahrzehnte Schlacken angesammelt hat, dann muss man auch mit einer längeren Regulierungszeit rechnen.

- In der ersten basischen Phase (Phase I) sollten Sie für zwei bis vier Wochen mindestens 80 % bis 90 % nur Lebensmittel aus der

Gruppe I verwenden. Eine vollständige basische Ernährung ist natürlich möglich und weniger schwierig, als es erscheinen mag.

- Anstelle der ersten Phase können Sie auch eine einwöchige Obst- oder Basen-Trink-Kur durchführen.
- Die zweite Phase (Phase II) der Entsäuerung können Sie mit 80 % basischen und 20 % leicht sauren Lebensmitteln gestalten. Diese Zusammensetzung können Sie auch als Vollernährung beibehalten. Diese Lebensweise ist als gesunde Vollkost geeignet und entspricht einer vegetarischen Ernährungsweise.
- Als Dauerernährung wählen Sie die Produkte aus der Liste wie unter »Basische Ernährung« angegeben. Langfristig sollte Ihr Ernährungsplan mindestens 60 % basische Kost aufweisen, um den Körper dauerhaft zu entlasten und eine erneute Verschlackung zu verhindern.

Obstkur

Auch eine reine Obstkur ist zur Entsäuerung geeignet, allerdings nur mit vollreifem Obst.

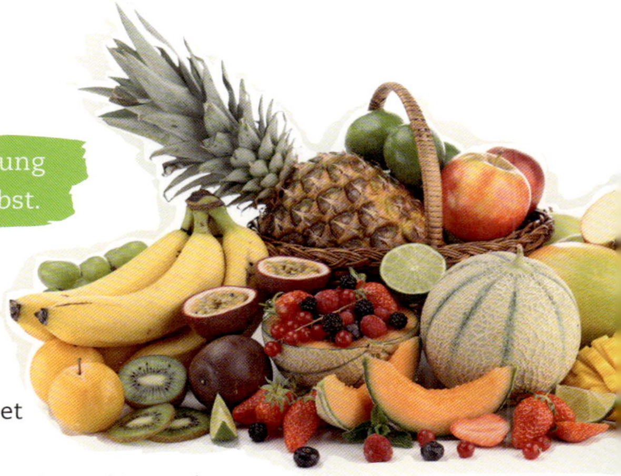

Organische Säuren aus reifem Obst (Essig-, Wein-, Apfel- und Zitronensäure) werden mit Sauerstoff zu Kohlensäure und Wasser aufgespalten. Die Kohlensäure wird im gesunden System über die Lunge abgeat-met und es bleiben die Basen zurück. Diese Kur bietet sich an, wenn jemand bisher zu drastischen Diäten wie z. B. einer Nulldiät gegriffen hat, um rasch Gewicht abzubauen und einen schnellen Erfolg zu erzielen. Während der Obstkur trinken Sie stilles Wasser und ungesüßte Tees.

Durchführung:

- Essen Sie täglich drei große Portionen Obst, das Sie je nach jahreszeitlichem Angebot aus der ersten Lebensmittelliste zusammenstellen. Bereiten Sie daraus einen Obstsalat zu. Diesen ergänzen Sie mit Nüssen, Rosinen, Datteln, Feigen und Sultaninen.
- Die Früchte sollten gut reif sein. Man lässt sie nach dem Einkauf am besten zu Hause mehrere Tage an einem mäßig warmen Ort nachreifen. Bananen sollten sehr gut reif sein (sie bekommen dann braune Flecken – nie grüne Bananen essen).
- Sie können auch Trockenfrüchte verwenden, z. B. Aprikosen, Pflaumen, Feigen und Datteln. Diese können Sie einfach so essen oder in Wasser einweichen. Zusammen mit Äpfeln und Birnen ergeben sie einen leckeren Obstsalat. Besonders schmackhaft ist es, die Mischung leicht zu erwärmen und mit Zimt und Ingwer zu würzen.
- Feigen und Datteln versorgen Sie mit allen notwendigen Nährstoffen. Daher kann eine Kur auch ausschließlich damit durchgeführt werden. Dazu essen Sie in Abständen oder wenn Hunger auftritt jeweils eine Dattel oder Feige. Diese sehr langsam einspeicheln und kauen. 10 bis 15 Früchte pro Tag sind erlaubt.

Basen-Trinkkur

Wer durch eine Trinkkur entsäuern möchte, kann dies wie folgt durchführen. Unterstützen Sie die Kur durch Bäder, Massagen, entgiftende Tees für Leber, Niere usw.

BASENTRANK

Die Zubereitung kann für 3 Tage erfolgen, verwahren Sie die Brühe im Kühlschrank und erwärmen Sie sie zum Trinken langsam.

Zutaten:

- 3,5 Liter Wasser
- 1 kg kleine bis mittlere Kartoffeln
- 300 g Möhren
- 300 g Lauch (nach Wunsch 100 g Sellerie)
- 1 Bund Petersilie
- 100 g Brennnessel und Löwenzahnblätter
- 1/2 Teelöffel Salz

Zubereitung:

- Gemüse gründlich waschen und mit Schale in grobe Stücke schneiden, Kartoffeln im Ganzen waschen und mit dem Gemüse ins Wasser geben, Petersilie, Löwenzahn und Brennnessel kurz abspülen und komplett in den Topf geben, Salz zufügen.
- Brühe ca. 2 Stunden köcheln lassen, das Gemüse entnehmen und wegwerfen, Brühe kalt stellen und täglich 5 x 200 ml davon erwärmen und schluckweise trinken.

Eine initiiert Darmentleerung ist nicht erforderlich, da die Flüssigkeiten zur Sättigung führen und durch die basische Reaktion weder Hungergefühl noch Darmrumoren auslöst. Wer zur Verstopfung neigt, kann allerdings mit mehr Stuhlgang und Blähungen rechnen.

Durch die Kur werden Schlacken und Giftstoffe gelöst, über die Lymphe ins Blut geleitet, um von dort über Leber, Nieren, Haut und Lunge ausgeschieden zu werden.

REAKTIONEN DES KÖRPERS

Alle unten genannten Reaktionen sind Anzeichen dafür, dass der Körper die Behandlung erfolgreich annimmt und eine Regulation begonnen wurde. Setzen Sie die Kur fort, werden die Reaktionen nachlassen. Sobald der Körper keine Schlacken mehr ausscheiden muss, verschwinden diese vollständig.

Müdigkeit
Viel trinken und für ausreichend Schlaf sorgen, im Schlaf braucht der Körper nichts anderes zu tun, die Organe können also fleißig die gelösten Stoffe entsorgen. Schlafen Sie möglichst bei offenem Fenster, damit der Körper genug Sauerstoff bekommt. Ist das nicht möglich, den Raum vorher sehr gut durchlüften.

Urin
Es wird mehr Urin ausgeschieden, dieser kann anfangs braun (Leberbelastung) sein, milchig trüb (zu viel Eiweiß aus der Lymphe) und unangenehm riechen. Das verändert sich, je »sauberer« Sie sind.

Hautreaktionen
Da die Haut unser größtes Entgiftungsorgan ist, können verstärkt Unreinheiten auftreten (der »Müll« muss raus) sowie Juckreiz. Dieser kann auch seelischer Natur sein, z. B. »wenn man mal aus der Haut fahren will«.

Zungenbelag
Zungenbelag ist bei Übersäuerung fast immer vorhanden und wird durch den Entschlackungsprozess verstärkt. Meist ist er milchig und grau-weiß, durch Leberbelastung auch gelb-braun. Da die Zunge kein eigenes Reinigungssystem hat, ist es sinnvoll, sie mit einer Zungenbürste oder einem Zungenschaber zu reinigen. Nach Abschluss der Entsäuerung wird kein Zungenbelag mehr vorhanden sein. Er ist immer ein sicheres Zeichen dafür, dass das Gleichgewicht gestört ist.

Stuhlgang und Blähungen
Rhythmus, Konsistenz und Geruch können sich verändern und erst einmal unangenehmer werden. Übel riechende Blähungen treten meist nur in der Anfangsphase vermehrt auf, denn es werden Schwefel- und Stickstoffgase entsorgt.

Wandernde Muskel- und Gelenkbeschwerden
Sie sind ein deutliches Anzeichen dafür, dass Ablagerungen aus den Geweben gelöst werden, dies kann schubweise geschehen.

Sekrete können aus Augen, Ohren und Nase austreten.

Schwindel, wolkiges oder dumpfes Gefühl im Kopf sind Anzeichen für zu viel Säure, wie auch für deren Mobilisierung, die Erhöhung der Trinkmenge verbessert die Beschwerden.

Bei kreislauf-, blutdruck- und herzgeschädigten Personen ist das Gesamtsystem schon stark belastet. Sie sollten die Kur nur unter Kontrolle eines erfahrenen Therapeuten durchführen. Dies gilt auch für Menschen mit sehr hoher Schlackenbelastung (Arthrose, Arthritis).

Bei hoher Säurebelastung und einer vorhandenen Erkrankung muss langsamer entgiftet werden, um das System nicht zu überfordern. Zu viele gleichzeitig gelöste Schlacken kann die Lymphe möglicherweise nicht transportieren. Auch können Leber und Nieren die Schadstoffe nicht im vollen Umfang verarbeiten. Je schwerer eine Krankheitssituation also ist, desto vorsichtiger und langsamer sollte die Entgiftung erfolgen.

Basen-Fasten

Im Prinzip entspricht Basen-Fasten einer der beiden o. a. Entsäuerungsstufen.

Ich persönlich würde immer die Basen-Balance-Kur empfehlen, da der Abbau der Schlacken dosierter abläuft als z. B. bei einer Kur mit Saft und Gemüsebrühe. Das klassische Fasten geht mit einer schnellen Gewichtsverringerung und einem Energieschub einher. Erfolgt der Austransport der Ablagerungen zu schnell, können die Stoffwechselorgane dem nicht ausreichend nachkommen. Die Ablagerungen werden dann nur umverteilt statt ausgeschieden.

SÄUREBILDNER UND BASEN IN DER NAHRUNG

Die bevorzugten »Basenlieferanten« sind Gemüse, Kartoffeln und grüne Salate. Alle Lebensmittel sollten generell aus naturbelassenem, biologischem Anbau kommen. Lebensmittel aus konventionellem Anbau enthalten aufgrund von Düngemitteln und Pestiziden einen nicht messbaren Anteil an Giftstoffen, die Säurereste und andere Substanzen, z. B. Schwermetalle, mitbringen.

Es gibt in der Literatur unterschiedliche Angaben zu der Einteilung basischer und säurebildender Nahrungsmittel. Die Liste in diesem Buch ist kein Evangelium und erhebt keinen Anspruch auf Vollständigkeit (die in Anbetracht der Menge der Lebensmittel ohnehin unmöglich ist).

Bei vielen Lebensmitteln entscheidet die Art des Anbaus über die Reaktion des Körpers: Pestizide und chemische Düngemittel werden z. B. generell sauer verstoffwechselt und belasten die Entgiftungsorgane, vor allem die Leber, egal ob das Produkt ein Basenlieferant ist. Dies gilt auch für alle Konservierungs- und künstliche Aromastoffe. Vorsicht geboten ist auch bei sogenannten »naturidentischen« Stoffen, die wir in Farb- und Aromastoffen wiederfinden. So wird z. B. Erdbeeraroma in mehreren chemischen Umwandlungsprozessen aus Douglasienholz hergestellt. Man kann im Grunde alle Fertigprodukte aufgrund solcher Inhaltsstoffe in die Kategorie »stark säurebildend« einordnen. Manche Lebensmittel, die andere Autoren aufgrund des Nährstoffgehalts in die basenbildende Gruppe nehmen, halte ich für bedenklich, z. B. Sojaprodukte. Tofu ist nicht nur ein hochindustriell verarbeitetes Lebensmittelprodukt, sondern auch ein Herkunftslebensmittel, das kein dem Körper genetisch bekanntes Eiweiß enthält. Daher stellt Tofu für uns Mitteleuropäer einen unbekannten Stoff für die Verarbeitung dar.

Konsumieren Sie diese Lebensmittel täglich

Kaltgepresstes Öl, vor allem Olivenöl, liefert die Vitamine E und F, sie steuern die Sauerstoffauswertung im Körper und helfen, den Cholesterin- und Fetthaushalt zu regeln. Daher vor jedem Essen ein Salat mit Öldressing.

Gemüse, Salat und Obst: je 1 bis 2 Portionen pro Tag

Zubereitung von Gemüse: Gemüse verliert durch Kochen bis zu 94 % seiner wertvollen Mineralien. Mit dem Kochwasser schüttet man die Gesundheit aus! Daher nur dünsten und die Brühe mitessen, Suppe daraus machen oder als Basentrank genießen.

Basen- und Säurebildner

Pflanzliche Lebensmittel wie Obst, Gemüse, Salate und Fruchtsäfte wirken basisch dank ihres Gehalts an Alkalisalzen der organischen Säuren, bei deren Verstoffwechslung (Metabolisierung) entsteht Hydrogencarbonat (Bicarbonat).

Diese sind zur basischen Regulierung des Körpers erforderlich. Die herausragenden Basenbildner sind Kartoffeln, Schwarzer Rettich, Sesam, Datteln, Feigen, Maronen, Oliven, Erdmandeln, Keimlinge und Kräuter, Bananen und Äpfel. Je höher der Gehalt an Mineralien, wie Calcium, Kalium und Magnesium, desto eher kann der Körper säurebildende Bestandteile in der Nahrung ausgleichen.

Je nach ihrem Anteil an Proteinen, Phosphaten und Sulfaten tragen Nahrungsmittel zur Säurebilddung bei. Da Säuren auch als Energielieferanten nützlich sind, sollten sie nur für begrenzte Zeiträume ganz aus der Nahrung weggelassen werden. Die vegetarische Mischkost ist ausreichend geeignet, alle notwenigen Stoffe zuzuführen. Der Verzicht auf Fleisch stellt kein Gesundheitsrisiko dar.

LEBENSMITTELLISTEN

Einige Lebensmittel kennzeichne ich mit **Fettdruck**. Sie enthalten besonders viele basische Mineralien und liefern zudem Bitterstoffe, wertvolle Vitamine, Spurenelemente und Enzyme. Zu einigen Lebensmitteln gebe ich zusätzliche Informationen, die sich auf meine Einschätzung oder Erfahrung begründen, in den PRAL-Listen (PRAL = Potential Renal Acid Load) jedoch nicht erklärbar oder berücksichtigt sind.

GRUPPE I: BASISCHE LEBENSMITTEL

Blumen und Wildpflanzen

Essbare Blumen, **Löwenzahn**, Sauerampfer, **Brennnessel**, **Giersch** und alle Wildgemüse.

Kohlgemüse

Blattkohl, Grünkohl, Rot- und Weißkohl, Wirsing, Blumenkohl, Brokkoli.

Kohlrabi: *Die Blätter und Strünke enthalten mehr Basenbilder, daher sollten die Blätter und die Schale zur Zubereitung einer basischen Gemüsebrühe genutzt werden.*

Gewürzpflanzen

Knoblauch, Meerrettich, Peperoni, Ingwer, Zwiebel.

Salate

Endivie, **Feldsalat**, Gurke, Kopfsalat und andere Blattsalate, **Rucola**, **Mangold**, **Lauch/Porree**, Chicorée, Postelein (Tellerkraut), **Kresse**, Chinakohl.

Hülsenfrüchte

Erbsen (frisch), Kaiserschoten, grüne Bohnen, Okra, Linsen gekocht, weiße Bohnen, Kichererbsen.

Wurzelgemüse

Karotte roh, Karotte gekocht, Pastinaken- und Petersilienwurzel, Radieschen, Rote Bete, **Rettich**, **Rettich schwarz**, jede Art von Rüben und ihre **Blätter**, Sellerie, Zwiebel, Schwarzwurzel, grüner Spargel, Erdmandeln.

Eiweißhaltige Gemüse

Sojabohnen, Kidneybohnen, Limabohnen, Linsen, **weiße Bohnen**, Kichererbsen, Mungobohnen.

Zu Bohnen gibt es unterschiedliche Angaben, doch meist gelten die gekochten Hülsenfrüchte als Basenlieferanten. Alle Gemüsesorten, die viel Eiweiß enthalten, bieten eine gute Alternative zum tierischen Eiweiß. Allerdings gibt es auch hier Unverträglichkeiten, je nach organischer Vorbelastung, die auf der gestörten Eiweißverarbeitung im Körper beruhen. Lebensmittel aus anderen Kulturkreisen, wie Sojabohnen, sind meist problematischer als einheimische.

Sonstige Gemüse

Kartoffel, (Kartoffelmehl), Kürbis, Tomate, Paprikaschote, Artischocke, Aubergine.

Sprossen und Nahrungsergänzung

Alfalfagras und -sprossen, Gerstengras, Hafergras, Kamutgras, Chlorella-Algen, Sojasprossen, Kresse und andere frisch gezogene Sprossen.

Trockenobst

Datteln, **Pflaumen**, **Aprikosen**, **getrocknete Feigen**, **Korinthen**, **Rosinen**, **Sultaninen**.

Früchte

Apfel, Aprikose, Birne, **Kirsche**, **Pflaume**, Mirabelle, Pfirsich, Rhabarber, Blaubeere, Erdbeere, **Hagebutte**, Heidelbeere, Himbeere, Johannisbeere, Stachelbeere, Trauben, Granatapfel, Grapefruit/Pampelmuse, Mango, Orange, Papaya, Melone, Limette, **Mandarine**, Wassermelone, **Zitronensaft**, **Zitrone** (hier entscheidet wieder der Reifezustand), **Ananas**, **reife** Banane, **Datteln**, **Avocado**, **Oliven**, Kokosnuss (frisch).

Getreide und Samen

Buchweizenmehl, Dinkelmehl, Hirsemehl, wilder Reis, Amaranth, Buchweizen, Kamut, Einkorn, Quinoa.

Auch hier gibt es unterschiedliche Angaben und Auffassungen. Generell als basisch eingestuft wird Quinoa.

Eiweiß- und Milchprodukte

Roh- und Frischmilch nicht homogenisiert, Molke, (Sojaeiweiß), Tempeh, Gryerzerkäse, Kefir.

Nüsse und Kerne

Haselnuss, Kreuzkümmel, Kümmelsamen, Kürbiskerne, Leinsamen, Sesam, Sonnenblumenkerne, **Kastanien**.

Öle

Olivenöl kaltgepresst extra native, Avocadoöl, Borretschöl, Mandelöl, Kokosnussöl, Leinsamenöl, Nachtkerzenöl, Traubenkernöl.

Essig

Apfelessig, Balsamico unter 5 % Säuregehalt.

Gewürze und Kräuter

Alle **frischen Garten- und Wildkräuter** (u. a. Basilikum, Salbei, Koriander, Minze, Petersilie, Schnittlauch, Thymian, Estragon, Oregano, Rosmarin), Pfeffer weiß oder schwarz, Cayennepfeffer, Chili, Curry, Ingwer, Senfkörner, Wacholderbeeren, Lorbeer, Zimt, Himalaya-Salz, Meersalz.

Getränke

Stilles Wasser, frischer Gemüsesaft, Kräutertee, Mandelmilch, frische Rohmilch, Espresso.

Grüner Tee, schwarzer Tee, Kaffee *gelten laut PRAL als basisch. Da sie unterschiedliche Mengen an Gerbsäure enthalten und die Nieren belasten können, sollten sie eher in kleineren Mengen genossen werden. Während einer Basenkur kann ein Espresso getrunken werden.*

Trockener Weiß- oder Rotwein sowie Bier *gelten laut PRAL als basisch. Während einer Basenkur empfehle ich, auf alkoholhaltige Getränke zu verzichten. Sonst spielt auch die Kombination des Essens eine Rolle. Fleisch mit Alkohol und Zucker aus einem Dessert kann durch die Gärung im Magen durchaus mehr Säure erzeugen. In dieser Kombination entsteht außerdem »Fuselalkohol«, der die Leber schädigt.*

Tierische Lebensmittel

Austern, Blutwurst.

Blutwurst wird allgemein als sauer eingestuft, aufgrund der aus dem Blut stammenden Mineralien kann sie jedoch als basisch betrachtet werden.

Sonstiges

Honig, Melasse, Rohrohrzucker, Pilze.

GRUPPE II: SCHWACH SÄUREBILDENDE LEBENSMITTEL

Viele Lebensmittel dieser Gruppe, die aufgrund der Nährstoffe als positive Säurebilder gelten, sind *kursiv* gestellt. Mit »positivem Säurebildner« sind Lebensmittel gemeint, die viele Vitamine, Antioxidantien und Enzyme enthalten und von daher lebensnotwendig sind.

Früchte

Preiselbeere, Stachelbeere, ***Cranberry***.

Getreideprodukte und Samen

Buchweizennudeln, *brauner Reis*, *Dinkelnudeln*, *Vollkornhaferflocken*, Sojanudeln, *Vollkornbrot*, *Vollkornnudeln*, *Vollkornreis (Bio)*, Cornflakes, Roggenbrot, Weizenvollkornmehl, Knäckebrot, Mais, Maistärke.

Gemüse

Spinat.

Nüsse

Macadamia, Pekan, *Walnuss*, *Pinienkern*, *Mandeln*.

Fisch

Frischer Süßwasserfisch, *Kabeljau*, *Heilbutt*, Lachs: nur Wildlachs.

Lachs und andere Fische aus nicht biologischer Aquakultur sollten möglichst nicht verzehrt werden. Die Tiere schwimmen meist auf engstem Raum, sodass mehr Fett- als Muskelmasse aufgebaut wird. Die rötliche Farbe beim Lachs kommt von Farbstoffen im Futter. Zudem sind sie mit Antibiotika regelrecht verseucht. Dies ist nicht nur in einer basischen Kur kontraproduktiv, sondern allgemein gesundheitsschädlich.

Fette und Öl

Butter, Sahne, Sesamöl, Sonnenblumenöl, Walnussöl.

Süßungsmittel

Agavendicksaft, Apfeldicksaft, Birnendicksaft.

Tierische Lebensmittel

Butter, Sahne, Buttermilch, Joghurt, Quark.

Sonstiges

Bitterschokolade (80 % Kakaoanteil).

GRUPPE III: STARK SÄUREBILDENDE LEBENSMITTEL

Gemüse

Weißer Spargel: enthält mehr Purine als grüner Spargel. Weil daraus im Körper Harnsäure entsteht, sollte er während einer Entsäuerungskur nicht gegessen werden.

Tierische Produkte

Alle Wurstsorten, Geflügel, Schwein, Wildfleisch, Rind, Kalb, Lamm, Meeresfrüchte, die meisten Salzwasserfische, Eier.

Milchprodukte

Homogenisierte Milch, Hüttenkäse, Käse (unter 50 % Fett).

Getreideprodukte

Kekse und andere Backwaren, Mais-/Speisestärke, Weiß- und Toastbrot, Gerste geschält, Weizengrieß, gesüßte Müslis, gesüßte Flakes und andere Cerealien, Roggenmehl.

Weißer Reis, helle Nudeln, Hartweizennudeln, Mehl Typ 405 + Typ 650: *Rechnet man nach PRAL, würden diese Lebensmittel in die 2. Gruppe gehören. Doch sie enthalten so wenig an Wertstoffen, vor allem kaum B-Vitamine, dass sie bei einer gesunden Ernährungsweise nur selten gegessen werden sollten. Erzeugnisse wie Pfannkuchen und andere Backwaren aus hellem Mehl sind durch die Zusatzprodukte säuernd und sollten daher auch selten verzehrt werden.*

Nüsse

Cashew, Erdnuss, Pistazie, Paranuss.

Fette und Öle

Ghee, Maisöl, Erdnussöl, Rapsöl.

Margarine: *Hier müsste jede Sorte einzeln berechnet werden, laut PRAL ist Margarine basisch, doch wenn man die hohe industrielle Verarbeitung und die künstlichen Inhaltsstoffe betrachtet, sollte sie im Rahmen einer gesunden Ernährung eher gemieden werden. Ausnahmen sind biologische, auf Olivenöl basierende Margarinesorten.*

Süßigkeiten

Jede Art von Back- und Süßwaren, Eiscreme, Fruktose, Milchzucker, Schokolade, Sirup, Süßstoff, Weingummi, Rübenzucker weiß und braun, Nutella.

Rechnet man nach PRAL, würden diese Lebensmittel in die 2. und sogar in die 1. Gruppe gehören. Dies liegt daran, dass weißer Zucker dort als »neutral« eingestuft wird und daher kein Säurewert errechnet wird. Die positiven Zutaten wie Nüsse und Obst sorgen dann für den »basischen Wert«.

Zubereitungen wie:

Essig, Ketchup, Mayonnaise, Senf, Sojasauce, jede Art von Fertignahrungsmittel.

Getränke

Alkohol allgemein, Energy-Drinks, Fruchtsäfte, kohlensäure- und zuckerhaltige Getränke, Cola.

Limonade steht ganz oben auf der Schwarzen Liste der Ernährungsmedizin. Der US-Forscher und Harward-Professor Walter Willett wies kürzlich in einem Interview auf die Gefahr durch Cola hin. Der Zucker, der darin steckt, soll nicht nur dick, sondern auch süchtig und krank machen.

Sonstiges

Fast Food, Fertiggerichte, Mikrowellengerichte, Dosengerichte.

Pommes frites (Kartoffel) sind je nach Zubereitung basisch, z. B. im Backofen oder in Olivenöl gebacken. In Hartfetten ausgebacken sind sie säurebildend.

LEBENSMITTELLISTEN UND IHRE VERWENDUNG ZUR ERMITTLUNG VON SÄURE-BASEN-WIRKUNG

Die Ermittlung der basischen und säurebildenden Mengen in Lebensmitteln wurde erstmals von Dr. Schock durchgeführt. Basierend auf diesen Daten erstellte Dr. Beck die jeweiligen Auswirkungen. Sie weichen in einzelnen Angaben jedoch voneinander ab. Die Formel für die PRAL-Werte wurde von den Wissenschaftlern Remer und Mans erarbeitet, die sich auf die Grundlagen von Ragmar Berg beziehen.

Im Internet finden Sie einige Listen, die auf diesen Angaben beruhen. Ich verwende zum Teil die PRAL-Liste vom IPEV Institut für Prävention und Ernährung, die ebenfalls auf den Arbeiten von Remer und Mans beruht. Die PRAL-Liste kennzeichnet Lebensmittel, die einen basischen (alkalisierenden) Effekt auf den Körper haben, mit negativem Vorzeichen (–), säuernde Nahrungsmittel mit positivem Vorzeichen (+).

VERFAHREN ZUR BESTIMMUNG DER SÄURE- ODER BASENWIRKUNG EINES LEBENSMITTELS

Aus den mengenmäßigen Anteilen von Protein, Phosphat und teils den Sulfaten in Lebensmitteln werden die Mengen der im Stoffwechsel entstehenden Säuren bestimmt. Die Basen bildenden Bestandteile sind die Alkalisalze organischer Säuren und finden sich in den Berechnungen als Ausgleich der Säuren. Die nachfolgenden beiden Verfahren sind zur Bestimmung der Säure- oder Basenwirkung eines Lebensmittels auf den Körper bekannt.

1. Die Nettosäureexkretion

Anhand der Bestimmung von Ammonium, von titrierbaren Säuren und Hydrogencarbonat im Harn wird der Säurewert aus den Nahrungsbestandteilen errechnet, die sogenannte potenzielle renale Säurelast.

2. PRAL: Berechnung der potenziellen, renalen Säurelast

Die Ausscheidung von Anionen und Kationen im 24-Stunden-Harn im metabolischen steady state entspricht annähernd den absorbierten Mengen der entsprechenden Nährstoffe aus der Nahrung, sodass sich aus der Zusammensetzung von Lebensmitteln und Kostformen recht präzise deren PRAL abschätzen lässt.

Die so errechnete potenzielle renale Säurelast (PRAL) entspricht der Summe der Anionen (Chlorid + Phosphat + Sulfat) minus der Summe der Kationen (Natrium + Kalium + Kalzium + Magnesium).

Einige Verwender/Autoren geben die PRAL-Formel ohne den Schwefel an. Verwendet man diese Formel nun mit Angaben aus anderen Nährstofflisten, so kommt es zu Abweichungen. Zusätzlich werden Unterschiede erklärbar dadurch, dass Lebensmittel aus verschiedenen Anbaugebieten und unterschiedlichen Produktionsformen Verwendung fanden.

Da ausschließlich die Mineralien und Proteine der Berechnung dienen, werden Auswirkungen anderer Bestandteile leider nicht berücksichtigt. In der gesunden Ernährung sollten jedoch die Inhaltstoffe aus künstlichen Düngern, Pestiziden und anderen chemischen Bearbeitungsmitteln kritisch hinterfragt werden, da sie in jedem Fall den Körper belasten.

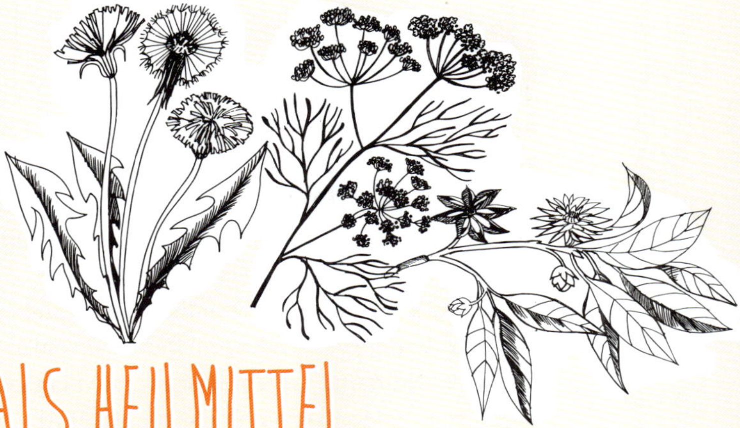

Lebensmittel als Heilmittel

Alle Dinge, die wir essen und trinken, sind Lebens- und gleichzeitig Heilmittel. Wir machen heutzutage oft wunderliche Einteilungen und unterscheiden zwischen Kräutern, Gemüse, Wildkräutern und -gemüse (leider für viele »Unkraut«), reinen Lebensmitteln und Heilmitteln. Eine klare Trennung gibt es aber nicht. Alles wirkt gleichermaßen auf unseren Organismus.

Wenn wir wissen, wie etwas wirkt, können wir zwischen schädlich und heilsam unterscheiden. Der Spruch »Essen und Trinken hält Leib und Seele zusammen« zeigt uns, dass unsere Vorfahren um die komplexe Wirkung der Inhaltsstoffe wussten. Wir finden diese Erkenntnis bei allen großen Medizinern der Geschichte, egal ob Hippokrates, Galen, Paracelsus, Kneipp oder Schüßler. Schade, dass dies der heutigen Ausbildung in der Schulmedizin fehlt, denn wie viel besser könnten die Ärzte den Menschen helfen, wenn sie mehr verwenden würden als nur teure und teilweise körperschädigende Arzneimittel. Manches Lebensmittel muss man etwas differenziert betrachten und dann entscheiden, ob es gut für einen persönlich ist oder nicht.

Beispiel: Kaffee
Er wird laut PRAL und anderen Quellen als basisch betrachtet. Einige Autoren zählen ihn jedoch wegen der Gerbsäuren und der magenreizenden Wirkung zu den Säurebildern. In geringer Dosierung wirkt das Koffein anregend und ist durchaus gesundheitsförderlich.

In größeren Mengen überreizt Kaffee jedoch das Nervensystem und führt zu Unruhe oder Herzstörungen. Kaffee wirkt einerseits anregend auf das Haarwachstum und die Hirnleistung, verdickt jedoch anderseits die Gallenflüssigkeit und fördert damit die Steinbildung.

Wir sind selbst gefordert zu prüfen und zu entscheiden, ob wir Kaffee trinken wollen und wenn ja, wie viel davon. Ich selbst neige hier wieder mal zu der rheinischen Weisheit »nix överdrieve«. Wer jedoch eher nervös veranlagt ist oder schnell zu Magenstörungen neigt, sollte besser etwas anderes trinken.

Wirkstoffeigenschaften in Lebensmitteln

Die hier angegebenen Eigenschaften beruhen auf den pflanzlichen Inhaltsstoffen und sind sowohl in Tee als auch in Gemüse, Salatpflanzen und Obst zu finden.

Je natürlicher ein pflanzliches Lebensmittel erzeugt wurde, desto mehr dieser gesundheitsfördernden Inhaltsstoffe und Eigenschaften weist es auf. Wildpflanzen punkten hier besonders hoch.

Die Mundschleimhaut nimmt viele Nährstoffe direkt auf und beschleunigt so den Transport zu den »Verbrauchsstellen«, dafür sollte man Nahrungsmittel langsam und gründlich kauen, denn gutes Einspeicheln fördert die Verarbeitung. Dadurch werden Nährstoffe aus den Nahrungsmitteln gezogen und weitergeleitet. Leber und Bauchspeicheldrüse erhalten die Information »Achtung, es kommt Arbeit«. Daher, auch Tee im Mund kauen und schluckweise hin- und herbewegen.

BLÄHUNGSTREIBENDE MITTEL (KARMINATIVA)

Blähungstreibende Substanzen z. B. aus Pflanzen wie Fenchel wirken beruhigend auf die Mobilität des Verdauungstraktes, dadurch wird übermäßigen Blähungen (Gasabgang aus Magen und Darm) entgegengewirkt. Ihre entkrampfende (spasmolytische) Wirkung auf die glatte Darmmuskulatur, die verstärkte Durchblutung der Darmschleimhaut und antimikrobielle Effekte sorgen für eine Verminderung der Bildung von Gärungsgasen.

Der gesunde Aufbau der Darmschleimhaut trägt ebenfalls zur Regulierung von Blähungen bei. Ist der Körper übersäuert, wird ein Teil der Säurereste in Form von Gasen (Kohlenstoff- und Schwefelgase) als Blähung ausgeschieden. Die »vornehme Zurückhaltung« beim Abgang von Winden verursacht nicht nur spürbare Beschwerden, sondern auch die Rückresorbierung der Gift- und Säurereste. Ist die Entgiftung und Entsäuerung erfolgt, dann geht zwar noch Luft (Kohlendioxid) ab, riecht aber nicht mehr.

KRAMPFLÖSENDE MITTEL (SPASMOLYTIKA)

Man unterscheidet myotrope und neurotrope Spasmolytica:

Myotrop: Myotrop sind krampflösende Substanzen, die in der glatten Muskulatur den Spannungszustand senken. Ich gebe ausschließlich Teesorten mit Wirkung auf die glatte Muskulatur an.

Neurotrop: Neurotrope Substanzen beeinflussen die Rezeptoren des Nervensystems und sind in einigen giften Pflanzen (Fingerhut, Maiglöckchen) enthalten. Sie dürfen ausschließlich pharmakologisch angewendet werden, z. B. bei Asthma bronchiale oder Herzproblemen.

GALLETREIBENDE SUBSTANZEN (CHOLAGOGA)

Pflanzliche Cholagoga fördern die Bildung von Gallensäften und ihre Ausschüttung in den Darm. Man unterscheidet Choleretika und Cholokinetika.
Choleretika: galletreibende und lebersekretionsanregende Stoffe;
Cholokinetika: Substanzen, die die Entleerung der Gallenblase auslösen. Dies hat den Vorteil, dass die Leber in den Gallengängen neue Gallensäfte produzieren muss und damit praktisch eine Selbstreinigung herbeiführt.

Neben Tees ist hierfür geeignet:

- Naturtrüber Apfelsaft, morgens nüchtern getrunken. Je mehr Pektine er enthält, desto besser ist die Wirkung.
- Eine Kur mit schwarzem Rettichsaft ist ebenfalls sehr wirksam. Damit können Gallengries und -steine aufgelöst werden. Dies kann ich aus eigener Erfahrung bestätigen.
- Ebenfalls geeignet sind Extrakte der Pflanze Chanca Piedra.

Tee

Wenn Sie sich Tees selbst zusammenstellen, dann können Sie anhand der Wirkstoffeigenschaften erkennen, wie Sie Teesorten miteinander kombinieren können, um die gewünschte Reaktion zu erreichen, etwa die Ausscheidung von Giftstoffen oder die Unterstützung und Stabilisierung eines Organs.

Eine Sorte Tee sollte nicht länger als vier bis sechs Wochen getrunken werden, da sich dann die Reizwirkung auf den Körper abschwächt. So verursacht zu lange getrunkener Kamillentee z. B. eine Erweichung der Darmschleimhaut. Ausnahme von der Regel ist Salbei, er kann ohne Bedenken täglich getrunken werden.

Regelmäßig genossen, helfen Kräutertees, den Körper mit Stoffen zu versorgen, die die Aufnahme von Nährstoffen fördern. Viele Pflanzen enthalten wichtige Enzyme, ohne deren Zutun im Körper die Stoffwechselprozesse stocken und erlahmen würden. Sie fördern die Ausscheidung von Giftstoffen und unterstützen die Organtätigkeiten.

TEEZUBEREITUNG UND ANWENDUNG

Genutzt werden je nach Erfordernis die Blätter, Blüten, Früchte und Wurzeln von Pflanzen. Eine ganze Reihe der folgenden Pflanzen gelten als Wildpflanzen und sie können in der freien Natur gesammelt und auch gegessen werden. Dazu gehören z. B. Brennnessel, Löwenzahn, Giersch und Vogelmiere. Alle Wildpflanzen enthalten mehr Nährstoffe als Kulturpflanzen, daher sollte man sie möglichst oft in den Speiseplan aufnehmen.

Einige der genannten Pflanzen sind typische Küchenkräuter und sollten vielfach im Essen zur Verwendung kommen bzw. als Tee genossen werden. Früchte wie Johannisbeeren, Hagebutte, Walderdbeeren und Berberitzen können Sie ebenfalls in vielen Gerichten verwenden. Getrocknet ergeben sie auch eine gesunde und leckere Zutat in Teemischungen.

Tee mit medizinischer Wirkung sollte über einen Zeitraum von drei bis sechs Wochen angewendet werden. Danach ist es sinnvoll, die Zusammenstellung zu verändern, da der Körper sich gewöhnt und damit der Tee die gewünschte Wirkung verliert. Es ist daher sinnvoll, sich zwei Mischungen unterschiedlicher Pflanzen aus einem Wirkungsbereich zusammenzustellen und diese im Rhythmus von drei bis vier Wochen abzuwechseln. Trinken Sie gerne Kräutertees für den Geschmack, dann wechseln Sie die Sorten im Rhythmus von 3 bis 4 Tagen.

Beim Einkauf von Tee sollten Sie darauf achten,

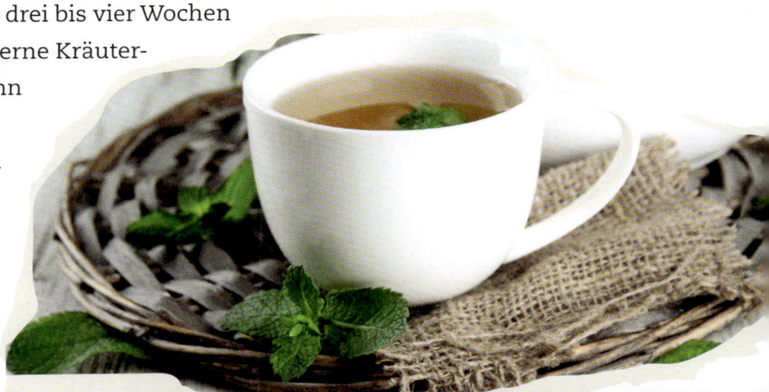

dass dieser aus ökologischem Anbau oder aus einer Wildsammlung kommt. Tees aus konventioneller Produktion sind häufig mit Pestiziden und Dünger belastet und werden oft zur Haltbarmachung radioaktiv bestrahlt. Sie haben geringe Heilwirkung, da durch Wachstumsbeschleunigung die wirksamen Bestandteile nur geringfügig gebildet werden. Häufig enthalten sie künstliche Aromastoffe, sogenannte naturidentische Aromastoffe, die in chemischen Prozessen hergestellt werden, und haben nichts mit dem Lebensmittel zu tun, nach dem sie schmecken.

TEEMISCHUNGEN ZUR ENTWÄSSERUNG UND ENTGIFTUNG VON LEBER, LYMPHE UND NIEREN

Diese Teemischungen sollten Sie im 4-Wochen-Rhythmus wechseln:

1. Birkenblätter, Hagebutte, Brennnessel, Klettenwurzel, Queckenwurzel, Mariendistel, Brunnenkresse, Schafgarbe.
2. Kreuzdornbeeren, Mädesüß, Schachtelhalm, Mäusedornblätter, Bärentraubenblätter, Löwenzahn, Gänseblümchen, Anis.
3. Olivenbaumblätter, Wintergrünkraut, Berberitzenfrüchte, Goldrute, Minze, Wegwarte, Salbei, Himbeerblätter.

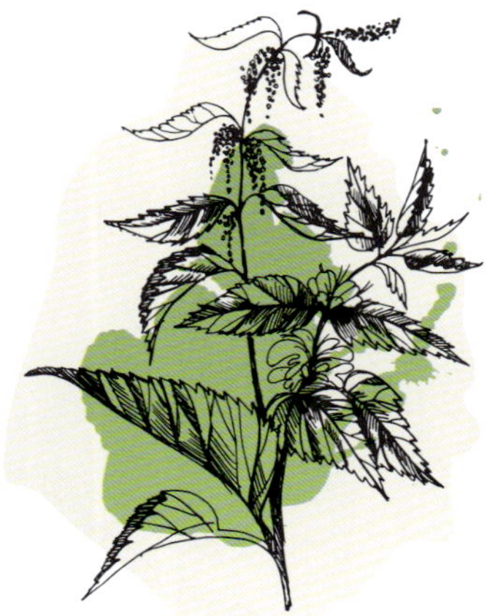

Heilpflanzenliste

Nachfolgend eine nach Heilwirkung sortierte Liste von Pflanzen, die zur Entschlackung und Entsäuerung des Körpers beitragen. (Unterstrichene Pflanzen enthalten besonders hohe Wirkstoffanteile.)

Harntreibend

Goldrute, Vogelknöterich, Brennnessel, Schachtelhalm, Buccoblätter, Habichtskraut, Schlehenblüten, Bibernelle, Dill, Heidekraut, Schlüsselblumenblüte, Hafer, Katzenpfötchen, Hauhechel, Ysop, Schwarzkümmel, Sarsapilla, Gartenbohnenhülsen, Immergrün, Klettenwurzel, Sandsegge, Kornblume, Labkraut, Mädesüß, Mate, Primelwurzel, Rautenkraut, Weidenröschen, Liebstöckel (nicht bei Nierenerkrankungen mit Ödembildungen), Wermut.

Bäume und Sträucher
Birkenblätter, Birnenblätter, Eschenblätter, Holunderblüten, schwarze Johannisbeere, Sassafrasholz, Guajakholz, Weidenrinde, Kreuzdornbeeren, Olivenbaumblätter, Mäusedornblätter, Wintergrünkraut.

Früchte und Gemüse
Hagebutte, Preiselbeerblätter, Wacholderbeeren, Berberitzenfrüchte, Pastinake, Spargel (Spargel enthält viel harnsäurebildendes Purin, daher nicht bei Übersäuerung und Steinbildung einsetzen).

Wirkung auf Harnwege und Niere

Bei Nierengrieß und -steinen
Schachtelhalm, Brennnessel, Hauhechel, Heidekraut, Bruchkraut, Goldrute, Sellerie, Queckenwurzel, Berberitzenfrüchte.

Desinfizierend für Harnwege und Blase
Bärlapp, Bruchkraut, Ehrenpreiskraut, Fabiana, Hagebutte (chronische Belastung).

Beruhigend
Rutaeherba (Weinraute), Zimtrinde.

Entkrampfend für Blase und Blasengang, bei Nierenkoliken

Koriander, Pestwurzblätter und -wurzel, Waldmeister, Orthosiphon, Weinraute, Wiesenschaumkraut, Lindenblüte, Sandelholz, Zimtrinde.

Für Blasenleiden mit Miktions- oder Prostatabeschwerden

Wintergrünkraut, Brokkoli, Bärentraubenblätter, Pappelknospe.

Entzündungshemmend

Goldrute, Petersilie, Brennnessel, Schachtelhalm, Buccoblätter, Färbeginster, Liebstöckel, Bruchkraut, Fabiana, Bergenie, Queckenwurzel, Wintergrünkraut*, Damiana*, Sumpf-Porst (Heidekrautgewächs)*, Bärentraubenblätter* sind besonders bei bakteriellen Infektionen mit alkalischem Urin wirksam.

Bäume und Sträucher
Birkenblätter, Birnenblätter*, Sandelholz weiß, Ortosiphon (Katzenbart).

Früchte u. a.
Birnen*, Hagebutte, Preiselbeerblätter, Himbeere*, Heidelbeere*, Weizenkeime.*
*(enthalten Arbutin, dieser Inhaltsstoff wird zu Hydrochinon verstoffwechselt, das antibakteriell wirkt)

Den Lymphfluss fördernd

Steinklee, Klettenwurzel, Queckenwurzel, Brennnesselwurzel.

Für die Entsäuerung

Alant, Artischocke, Birke, Schwarze Johannisbeere, Eschenblätter, Kleines Habichtskraut, Löwenzahn, Mädesüß, Goldrute, Himbeerblätter, Brombeerblätter, Apfelschalen, Olivenbaumblätter, Ochsenzunge, Labkraut, Gänseblümchen, Wilde Malve, Königskerze, Frauenmantel, Schafgarbe, Borretsch, Wegwarte, Erdrauch, Weinlaub, Ysop, Birke, Lindenblüte, Fenchel, Zinnkraut, Melisse, Salbei.

Bei rheumatischen Beschwerden

Wiesenschaumkraut, Wintergrünkraut, Wermut, Zaunrübe (Bryonia)**, alle harntreibenden, den Gallefluss fördernden, entgiftenden und entkrampfend wirkenden Tees.
(**nur in homöopathischer Form anwenden, da Giftwirkung)

Bei Gicht

Wintergrünkraut, Brennnessel, Schachtelhalm, Löwenzahn, Beinwell

Für Leber, Galle, Magen, Darm

Unklare Beschwerden: Rotkleeblüten

Galletreibende und lebersekretionsanregende Stoffe (Cholagoga/ Choleretika)
Wermut, Schöllkraut **, Angelika, Anis, Beifuß, Curcuma, Enzian, Klettenwurzel (auch lymphanregend), Bitterklee, Mariendistel, Löwenzahn, Wermutanteile wie Artabsin, Absinthin, Anabsinthin, Anabsin, Flavone, Gerbstoffe, Leberblümchen, Andorn, Artischocke, Brunnenkresse, Erdrauch, Engelsüßwurzel, Galgant, Gänseblümchen, Minze.

Gallenreizungen
Wermut, Berberitze (wirkt auch auf die Galle entzündungshemmend).

Stärkend (tonisierend)
Tausendgüldenkraut

Krampflösend
Waldmeister, Anis, Beifuß, Curcuma, Melisse, Pestwurz, Erdrauch, Koriander, Tausendgüldenkraut, Ringelblume, Schafgarbe, Schöllkraut**.

Bei Blähungen, Völlegefühl
Anis, Artischocke, Basilienkraut, Bitterklee, Bohnenkraut, Angelikawurzel, Eberraute, Enzian, Engelsüßkraut, Ingwer, Kümmel, Kardamom, Meisterwurz, Rosmarin, Salbei, Schafgarbe, Sternanis, Löwenzahn.
(**nur in homöopathischer Form anwenden, da Giftwirkung)

Appetitfördernd
Angelika, Andorn, Bitterklee, Bohnenkraut, Koriander, Meisterwurz, Engelsüßwurzel, Wegwarte (gute Kombination als Milztonikum).

Antibakteriell
Anis, Bärentraube.

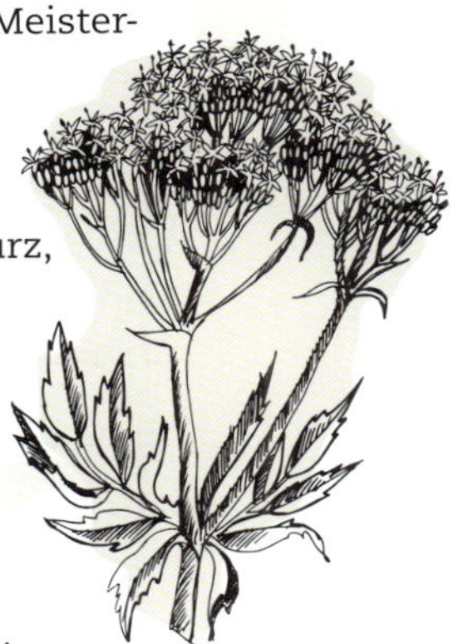

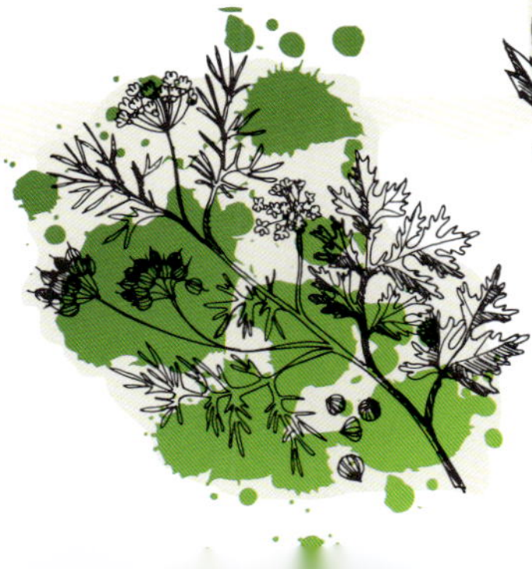

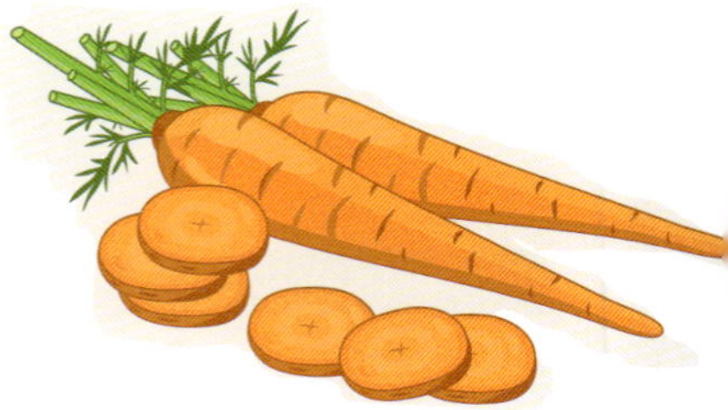

Entsäuernde und besonders hochwertige Lebensmittel

In der Lebensmittelliste sind die grundlegenden basischen und säureproduzierenden Nahrungsmittel angegeben. Hier weise ich bei einigen Nahrungsmitteln nochmal detaillierter auf ihre gesundheits- und heilungsfördernde Wirkung hin. Diese eignen sich besonders dazu, sie mit Säurebildern gemeinsam zu verwenden, da sie einen entsprechenden basischen Ausgleich schaffen können.

DATTELN_ haben einen hohen Basenüberschuss. Sie wirken erwärmend und sind aufgrund der Nährstoffzusammenstellung als Ganzernährung geeignet. 180 g liefern den gesamten Tagesbedarf an lebenswichtigen Substanzen. Sie sind vor allem für Herz, Nerven, Muskeln und Schlaf förderlich. Man sollte sie langsam und gründlich kauen.

FEIGEN_ haben einen hohen Basenüberschuss. Ihre Nährstoffzusammensetzung ist wertvoll für Knochen, Drüsen, Muskeln, Darm.

HOLUNDER_ unterstützt die Harnsäureausscheidung.

HONIG_ enthält kein Eiweiß, unterstützt das Immunsystem und ist eine Kraftquelle an Nährstoffen.

FRÜCHTE WIE HIMBEEREN, HEIDELBEEREN, ERDBEEREN und **HAGEBUTTEN_** sind Kraftfutter an Nährstoffen, Vitaminen und Bioflavonoiden, stärken das Immunsystem und wirken antiseptisch.

MÖHREN UND MÖHRENSAFT_ enthalten viel Calcium und Vitamin A. Dies ist eine gute Kombination für das Wachstum der Kinder. Wirkt heilend auf Leber, Galle (bei Steinen), Milz, Niere.

PETERSILIE_ ebenso, sie wirkt reinigend auf Blut, Leber, Magen und Niere.

LAUCH_ hat einen hohen Basenüberschuss. Er enthält sehr viele Mineralien, wirkt gegen Steinbildung und entwässert. Lauch gilt als Kraftnahrung, er wirkt lösend bei Bronchialbelastung, besonders gut in Kombination mit Gerste, z. B. als Suppe.

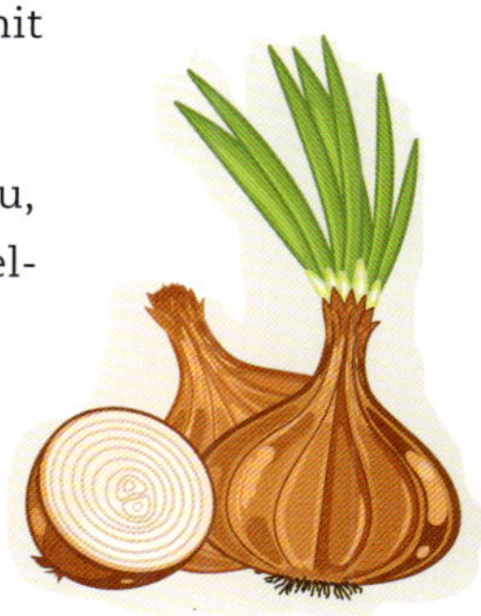

ZWIEBEL, SELLERIE_ (auch als Suppe) unterstützen den Harnsäureabbau, wirken infektionshemmend bei Blase, Nieren, Ohren, Bronchien (Zwiebelsäckchen).

KNOBLAUCH_ wirkt desinfizierend und hat einen hohen Basenüberschuss.

SCHWARZER TEE_ gilt teilweise als basisch, hält jedoch im Körper die Harnsäure fest und schädigt in größerer Verzehrmenge die Nerven.

TRAUBEN_ wirken als Frucht, Saft, Wein (trocken) und als Rosine als Kur entsäuernd bei Gicht und regulieren den Fetthaushalt. Aber: je mehr Gerbsäure ein Wein enthält, desto eher wird er den Magen reizen, trotz basischer Wirkung auf den Stoffwechsel.

ZITRONE_ hat einen hohen Basenüberschuss, wirkt heilend auf Leber, Galle, Blase, Niere und gegen Infektionen. Sie enthält fast alle lebenswichtigen Mineralien.

BLATTKOHL_ enthält besonders viele Mineralien, Enzyme und Vitamine. Er wirkt desinfizierend, ausleitend (Kohlwickel bei Schwellungen und Entzündungen) und wundheilend.

- ***Für eine besonders wertvolle Zubereitung eignen sich Spitzkohl, Weiß- und Rotkohl:*** In feine Streifen schneiden, mit 1 bis 2 EL Olivenöl gut durchkneten, bis der Kohl ganz weich ist. Ein paar Stunden ziehen lassen und als Salat essen.

SAUERKRAUT_ (mit seinem hohen Basenüberschuss) fördert den Abbau harnsaurer Salze. Es enthält sehr viele Enzyme durch die milchsaure Fermentierung, hat viel Vitamin C und Mineralien.

Sauerkraut-Salatrezept **:** Roh in kurze Streifen schneiden, mit Olivenöl, etwas Salz und Pfeffer würzen und etwa eine halbe Stunde ziehen lassen. Diese Grundlage lässt sich mit Rohkost wie Möhren, Kohlrabi, Rettich und mit Blattsalaten jeder Art verarbeiten. Durch die leichte Säure des Krautes braucht der Salat keinen Essig oder Zitrone mehr.

MARONEN_ verfügen über einen hohen Basenüberschuss. Daher sind sie als Säurepuffer eine gute Kombination mit Fleisch. Kastanienmehl ist mit Buchweizen gemischt ein guter Ersatz für Weizenmehl z. B. bei Pfannkuchen und auch für Menschen mit Zöliakie geeignet. Da durch das Kastanienmehl auch kein Ei gebraucht wird, ist der Teig basisch.

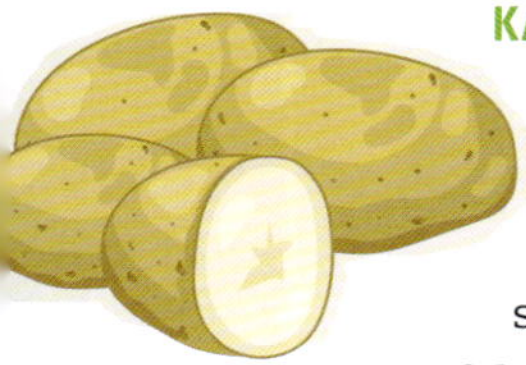

KARTOFFELN_ haben einen hohen Basenüberschuss. Sie schützen den Magen und sichern den basischen Ausgleich. Sie enthalten viel Kalium und sind daher für den gesamten Körper wertvoll. Ihre Schleimstoffe schützen den Magen bei Magengeschwüren und -entzündungen und sichern den basischen Ausgleich. Der Saft von rohen, gepressten Kartoffeln wirkt bei einer Rollkur und eignet sich auch als Entsäuerungsdrink.

LÖWENZAHN_ mit seinem hohen Basenüberschuss enthält die Vitamine A, C, B1 und B2. Er ist ein sehr wertvolles Heil- und Lebensmittel und kann als Salat, Gemüse und Tee genossen werden.

- ***Für die Löwenzahn-Teezubereitung*** verwendet man die Blätter oder die Wurzeln. Die Blätter werden für den Tee gebrüht und die Wurzel wird 5 Minuten leicht geköchelt.
- Die gelben Blütenfäden sind schön als Dekoration für Speisen geeignet.
- Die nicht geöffneten Knospen kann man in der Pfanne mit etwas Butter und Zucker karamellisieren.
- Löwenzahnsirup/Honig ist ein gutes Heilmittel bei Husten.
- Die Stängel der geöffneten Blüte sind das beste und preiswerteste Leberentgiftungsmittel: pro Tag aus 3 bis 5 Stängeln mit einer Länge bis zu 10 cm pro Tag den Saft auskauen.

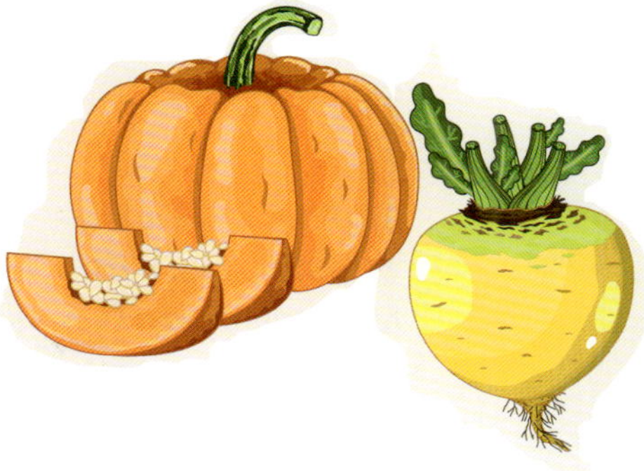

KÜRBIS_ enthält viel Vitamin A. Er hilft gegen Darmfäulnis und ist reizlindernd für die Nerven.

MOHN_ verfügt über einen hohen Basenüberschuss, auch als Öl.

OLIVEN_ haben einen hohen Basenüberschuss, auch als Öl. Sie enthalten viele Vitamine und Mineralien.

MANGOLD_ wirkt mit seinem sehr hohen Mineralgehalt positiv auf Leber, Nieren und Galle.

KRESSE_ hat einen hohen Basenüberschuss. Sie wirkt antiseptisch, stärkend und entlastend auf Magen, Leber, Blut und hilft Steine zu vermeiden.

BRUNNENKRESSE_ hat einen hohen Basenüberschuss, enthält Vitamin A, C, E, B1, B2, die enthaltenen Senfglycoside fördern die Entschlackung von Leber, Galle, Niere und Magen.

SCHWARZER RETTICH_ hat einen hohen Basenüberschuss, beseitigt Steine aus Leber und Niere, reguliert Leber- und Milzhaushalt.

WEISSER RETTICH_ hilft ganzjährig den Leberhaushalt zu stärken.

RÜBEN_ sind basenüberschüssig, die Blätter sogar mehr als die Knollen. Daher sollten Sie diese mit verwenden oder zur Herstellung von Gemüsebrühe nutzen.

RÜBENSIRUP_ hat einen sehr hohen Basenüberschuss, allerdings nur bei ungesüßter, biologischer Herkunft.

PILZE_ sind nicht alle untersucht, basenüberschüssig sind Champignons, Pfifferlinge, Austernpilze, Trüffel, Morcheln. Laut einiger Listen gehören dazu auch Steinpilze, wenn dem so ist, würde das auch für alle anderen Röhrlinge gelten, z. B. den Maronenröhrling. Ich bin davon nicht ganz überzeugt, da die Röhrlinge ein eher schwer verdauliches Eiweiß enthalten.

GETREIDESORTEN – VERARBEITUNG UND WERTSTOFFGEHALT

Alle Getreide und Gräsersamen enthalten die Kraft, die eine neue Pflanze für ihr Wachstum benötigt, und liefern uns daher viele Wertstoffe. Angekeimte Körner sind besonders wertvoll, da während des Keimvorgangs zusätzliche Stoffe, z. B. Enzyme, erzeugt bzw. bioverfügbar gemacht werden.

Körnerfrüchte liefern die geballte Urkraft des Lebens, in ihnen zeigt sich die ordnende und aufbauende Struktur, die wir diesen Pflanzen verdanken. Aus jedem Korn entspringt vielfaches neues Leben, die Kieselsäure sorgt dafür, dass die Pflanze den richtigen Ausgleich an Flexibilität und Stabilität hat.

Die Vollkorngetreide enthalten grundsätzlich alle Kalium, Calcium, Magnesium und Kieselsäure, die Spurenelement Selen, Molybdän und Mangan. Ebenso sind die Vitamine der B-Gruppe darin zu finden, auch Vitamin E u. a. Vollkorn-Getreideprodukte sind wegen der Ballaststoffe wichtig für die Darmgesundheit und sie enthalten ca. 6 % Mineralien – Mehl der Type 405 enthält max. 1,5 % Mineralien.

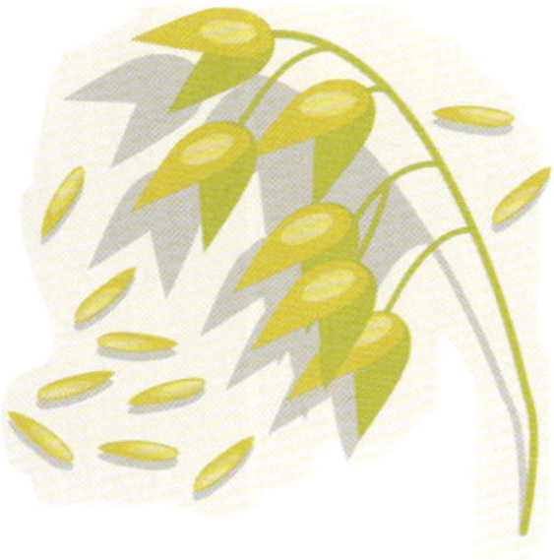

HAFER

Hafer bildet die Grundlage für das klassische Porridge und die bekannteste Version des Getreidebreis. Sicher hat sein Nährwert dazu geführt, denn das alte Sprichwort »den sticht der Hafer« lässt ahnen, dass man viel Kraft durch ihn erhält.

Er gehört zu den »erwärmenden« Pflanzen und ist daher in allen seelischen und körperlichen Stresszeiten ein echtes Labsal. Hafer ist extrem reich an mehrfach ungesättigten Fettsäuren und damit zur Regulierung des Cholesterinspiegels geeignet. Aus den Ballaststoffen bildet sich eine schützende Schicht für die Magenschleimhaut, so wird sie vor der Magensäure geschützt. Haferbrei wurde als Rollkur lange schulmedizinisch bei Magen- und Darmerkrankungen eingesetzt und heilt Schleimhautentzündungen.

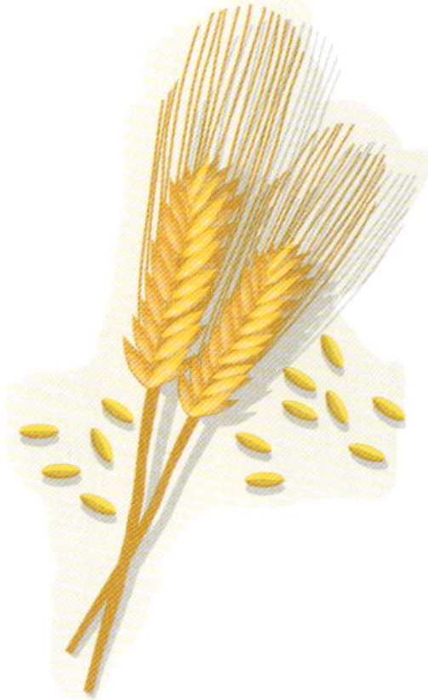

GERSTE

Gerste besitzt ebenfalls schleimbildende Substanzen und ist daher ebenfalls geeignet zur Ernährung und Heilung bei Magen- und Darmerkrankungen. Gerste bindet Gallensäure und kann zur Leber- und Gallenentlastung und Cholesterinregulierung eingesetzt werden.

Sie wirkt kühlend und nährend bei Fieber und Infektionen. In Form von Gerstenbrei unterstützt sie den Heilungsprozess. Gerste entwickelt erst beim Erwärmen einen guten Geschmack, daher sollte sie nicht für den Frischkornbrei verwendet werden. Für Brot eignet sich die Gerste ebenso.

Sie ist das einzige Getreide, das einen großen Anteil an Calcium fluorid (entspricht Schüßler-Salz Nr. 1) enthält.

Gerste war in Mitteleuropa die Getreidesorte, die auch in kargen Landschaft angebaut werden konnte, und »Gerstensaft« fand schon in früheren Jahrhunderten Eingang in die Volksweisheiten: »Bier ist das flüssige Brot.« Wenn früher das Bier frisch gebraut und unfiltriert auf den Tisch kann, ersetzte sein Nährwert wirklich oft das Brot. Das Bier enthielt damals weniger Alkohol als heute und wurde mit Wasser vermischt getrunken. Auch heute kann ein ungefiltertes, biologisch erzeugtes Bier diesen sattmachenden Effekt haben und uns zudem mit wertvollen Wirkstoffen versorgen.

Ich empfehle den Patienten, die herkömmliche Bierhefepräparate nicht vertragen, naturtrübes, biologisches, alkoholfreies Bier zu trinken, um B-Vitamine zu erhalten.

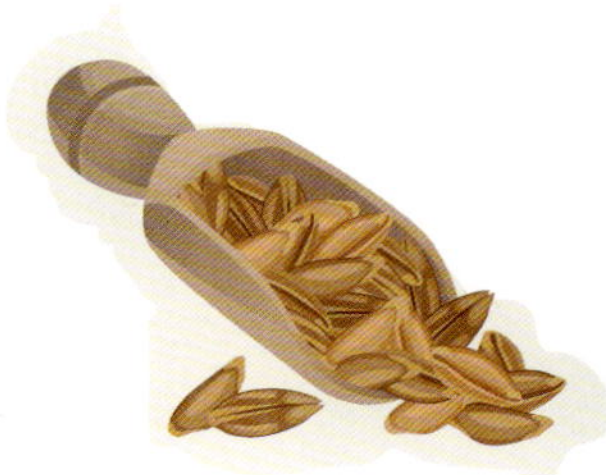

DINKEL

Bereits Hildegard von Bingen schätzte den Dinkel, auch wegen seiner besseren Verträglichkeit im Vergleich zu Weizen. Dinkel enthält viel hochwertiges Eiweiß und eignet sich besonders für Vegetarier und Veganer, um die für den Körper notwendigen Mengen an Eiweiß zuzuführen. Außerdem wirken die Aminosäuren (Eiweißgrundlagen) stimmungsaufhellend. Die hohe Konzentration an Kieselsäure macht ihn wertvoll für Haut, Haare und Nägel und hilft bei der Steigerung von Konzentration und Denkvermögen. Dinkel ist vielseitig verwendbar, für Brei, Brot und Backwaren aller Art, für Nudeln und Spätzle. Er ist etwas nussig und kräftiger im Geschmack als Weizen.

Grünkern ist sein unreif geernteter Bruder. In Brot und Pfannkuchenteig kommt der noch nussigere Geschmack gut zur Geltung. Grünkern als Schrot für Suppen und als Klößchen bzw. Grünkerntaler (bei mir heißen sie »Schummel-Burger«) bereichert die Speisekarte.

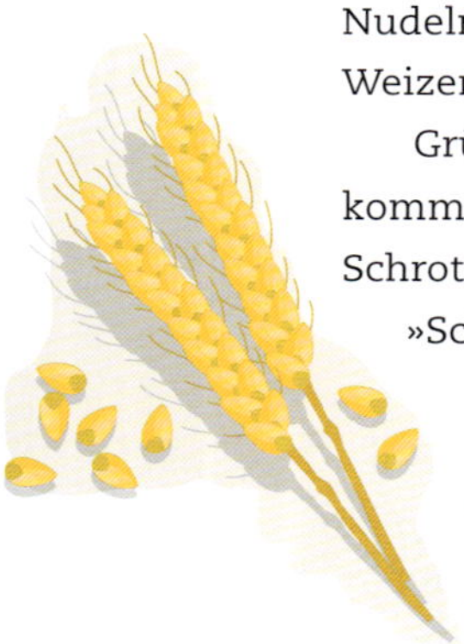

WEIZEN

Weizen ist der Alleskönner der Getreidearten, doch nicht für jeden gut verträglich.

Inzwischen ist der konventionell angebaute Weizen so stark genetisch verändert, dass er im Verdacht steht, viele der immer mehr auftreten-den Allergien und Lebensmittelunverträglichkeiten zu verursachen.

Biologisch angebauter Weizen liefert uns mehrfach ungesättigte Fettsäuren und ist reich an Omega-6-Linolsäure sowie Vitamin E. Weizen enthält alle essenziellen Aminosäuren, diese sind am besten verwertbar, wenn sie mit Hülsenfrüchten kombiniert werden.

Als Schrot und Mehl für alle Koch- und Gebäckvarianten ist er nahezu unverzichtbar. Eine Besonderheit bietet der Hartweizen, der hauptsächlich in südlichen Ländern angebaut und sowohl zur Brot- als auch zur Nudelherstellung verwendet wird. In Bezug auf die Wertigkeit entspricht er einem Vollkornprodukt, als helles Mehl oder Nudeln ist er jedoch ähnlich wertlos wie andere helle Weizenprodukte.

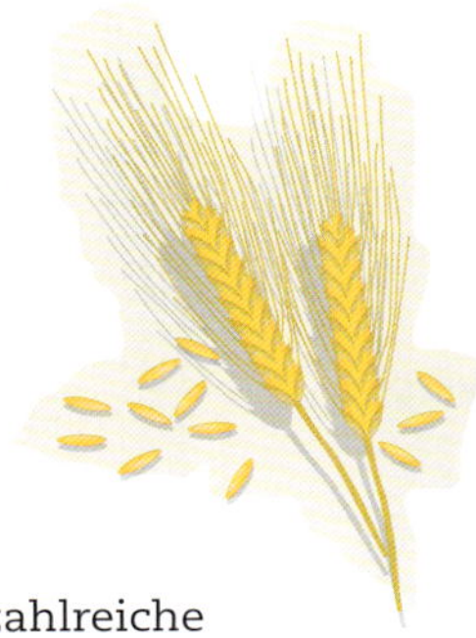

ROGGEN

Roggen wird zur Breibereitung wenig eingesetzt und sein Nährwert liegt eher im unteren Bereich. Er enthält die B-Vitamine und zahlreiche Aminosäuren und wird aufgrund seines kräftigen Geschmacks für Brot verwendet.

AMARANTH

Der zu den Fuchsschwanzgewächsen gehörende Amaranth zählt zu den ältesten Kulturpflanzen Südamerikas und wurde vor 200 Jahren in Europa eingeführt. Er steht als Zierpflanze in vielen Gärten, hat hirseähnliche Samen und ist vielseitig verwendbar. Die Wertigkeit der Aminosäuren und Eiweiße übersteigt die der Milch um einiges, sein Gehalt an lebenswichtigen Aminosäuren übertrifft die Werte sämtlicher anderer Getreidearten. Daneben liefert Amaranth viel hochwertiges Eisen, Calcium, Kieselsäure, Magnesium und Zink. Die Kombination der Nährstoffe macht ihn für den Menschen besonders wertvoll.

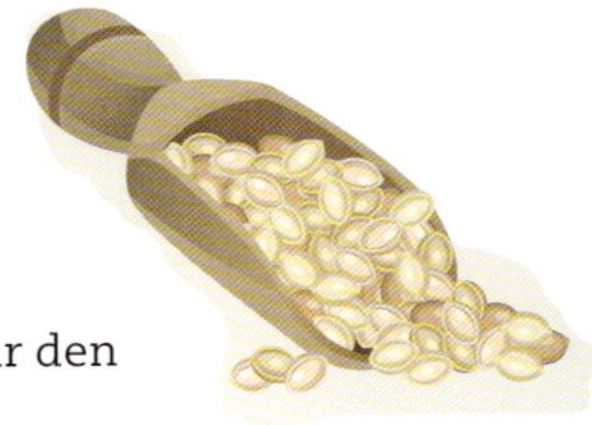

Amaranth kann als Beilage, Einlage von Suppen, bedingt als Mehl, geschrotet im Brei oder gepoppt im Müsli verwendet werden.

Da Amaranth glutenfrei ist, wird er vielfach bei Zöliakie eingesetzt und bildet einen wichtigen Ersatz für einheimische Getreidearten.

QUINOA

Auch Quinoa gehört zu den Fuchsschwanzgewächsen und ist mit unserem einheimischen Wildspinat (Chenopodium) verwandt. Quinoa, das »wahre« Gold der Inka, hat einige ungesättigte Fettsäuren zu bieten, viele Aminosäuren, u. a. Lysin, Methionin, Zystin, sowie einen hohen Gehalt an Mineralien, etwa Eisen und Magnesium.

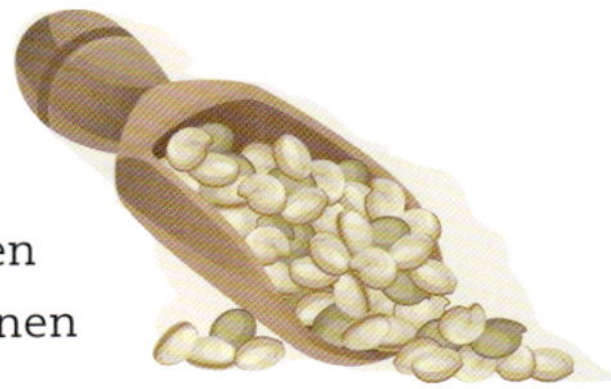

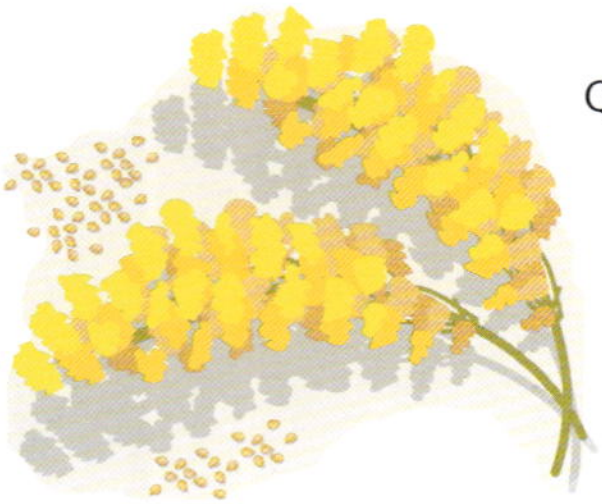

Quinoa steht in der Basenwertigkeit der Getreide an erster Stelle und ist glutenfrei, sodass es zur Ernährung bei Zöliakie verwendet werden kann.

HIRSE

Hirse ist der mineralstoffreichste der Süßgrassamen und enthält große Mengen Kieselsäure, Fluor, Kalium, Schwefel, Phosphor, Magnesium. Hirse ist glutenfrei und lässt sich als Beilage, geschrotet im Brei und vielseitig in der Küche verwenden.

WARMER GETREIDEBREI

Verwenden Sie grob geschrotetes Getreide oder Getreideflocken. Setzen Sie den Getreideschrot am Abend in Wasser an, dann ist der Brei am Morgen nicht nur schneller fertig, sondern durch den Abbau der Phytinsäure auch bekömmlicher. Köcheln Sie die Flocken bzw. das Schrot in Wasser mit einer Prise Salz, bis es sämig ist.

Wenn er sämig ist, etwas flüssige Sahne zugeben und nach Wunsch Samen, Nüsse und Früchte zufügen. Früchte wie Äpfel und Birnen sollten im Brei leicht erwärmt werden (nicht aufkochen, das reduziert die Vitamine). Je nach Wunsch kann der Brei auch mit frischer Milch zubereitet werden. In der basischen Kost verwendet man Dinkel, Buchweizen und Hirse, Sahne statt Milch (wenn keine Frischmilch verfügbar ist). Hier können auch Mandel- und Kokosmilch verwendet werden. Sojamilch eignet sich nicht.

FRISCHKORNBREI

Hierfür wird meist Dinkel verwendet. Den geschroteten Dinkel über Nacht mit Wasser ansetzen. Morgens eine geknetete Banane und etwas geschlagene Sahne unterheben.

WICHTIGE SUBSTANZEN FÜR DIE ENTGIFTUNG UND ENTSÄUERUNG

Die lebenswichtigen Nährstoffe sind meist allgemein bekannt. Die Wichtigkeit der Spurenelemente im System unseres Körpers dagegen nicht. Doch haben gerade diese Substanzen an den Schaltstellen des Systems eine zentrale Aufgabe. Stellen Sie es sich wie bei einem Uhrwerk vor. Wenn das kleinste Rädchen stehen bleibt, können alle anderen für sich zwar funktionstüchtig sein, dennoch wird die Uhr keine Zeit anzeigen. So ist es auch in unserem Körper: Fehlt ein Baustein an einer wichtigen Schaltstelle, so kommt das Räderwerk zum Stehen. Die Spurenelemente sind an der Produktion von Enzymen, hormonähnlichen und vitaminähnlichen Substanzen beteiligt, die als Katalysatoren tätig sind oder selbst unterschiedliche Funktionen steuern und in Gang setzen.

KUPFER_ Entkrampfung von Organen und Muskeln, vitalisierend. Enthalten in Fisch, Getreide, Nüssen, Bierhefe, fettem Käse.

MANGAN_ Sauerstoffversorgung, Entgiftung (vor allem Fetthaushalt), bei Allergien. Enthalten in Getreide, Nüssen, Hülsenfrüchten, tropischen Früchten.

ZINK_ Immunsystem, Wasserausscheidung, Enzymproduktion. Enthalten in Hirse, Getreide, Seefisch und Krustentieren.

SELEN_ bei Gewebeablagerungen, stärkt Herz, Leber, Muskulatur. Enthalten in Nüssen, nativen Ölen, Getreide und Getreidekeimen, Butter, Kohlrabi, Sesam, Zitrusfrüchten.

GERMANIUM_ Verbessert die Sauerstoffversorgung von Blut und Gewebe, vor allem im Gehirn, gegen Verkalkung, für Anregung der Immunzellen und mehr Leistungsfähigkeit. Enthalten in Ginseng, Knoblauch, Beinwell.

MOLYBDÄN_ Beteiligt am Harnsäureumbau in Leber und Niere sowie am Fettabbau. Enthalten in Weizenkeimen, Bierhefe, Vollkornreis, Hafer.

COENZYM 10 (UBICHINON)_ Wichtig für den Wasser- und Elektronentransport im Energiehaushalt und für den Herzmuskel. Enthalten in pflanzlichen, naturreinen, kaltgepressten Ölen.

CHOLIN_ Vitaminähnliche Substanz; Bestandteil von Lezithin und am Abbau von Cholesterin und Fetten beteiligt, Nervenbotenstoff für Konzentration und Gedächtnis. Enthalten in Hefe, Fisch, Hülsenfrüchten, frischer Vollmilch, Eigelb, Soja in Bioqualität.

INOSITOL_ Bestandteil von Lecithin, am Fettstoffwechsel beteiligt. In Kombination mit Calcium und Magnesium am Ruhepotenzial und Schlafrhythmus beteiligt. Enthalten in Frischmilch, Nüssen, Obst, Vollkorngetreide (wird aus Phytinsäure im gesunden Darm abgebaut).

CARNITIN_ (auch Vitamin T) Ist am Fettstoffwechsel beteiligt, wirkt regulierend auf Blutfette und Arteriosklerose und gegen Müdigkeit und Leistungsschwäche. Wird mithilfe von Vitamin C aus Lysin und Methionin im Körper hergestellt.

PABA_ Baustein der Folsäure und an der Hautregeneration beteiligt. Enthalten in Weizenkeimen und Bierhefe.

ISOFLAVONE_ Gehören zu den Flavonoiden und zu den Phytohormonen. Enthalten in Wiesenklee, Sojabohnen.

FLAVONOIDE_ Gehören zu den sekundären Pflanzenstoffen und haben antioxidative, antiallergische, antiphlogistische, antivirale, antimikrobielle, antiproliferative und antikanzerogene Wirkung, aktivieren das Immunsystem. Enthalten in Buchweizen, Mariendistel, Goldrute, Birkenblättern, Holunderblüten, Kamillenblüten, Ringelblumen, Weißdornblätter und -blüten.

RUTIN_ Eine der Flavonoiden, fördert die Durchblutung und stärkt die Gefäße. Enthalten in Weinlaub.

GLYCOSIDE_ Bilden eine umfangreiche Gruppe in den Pflanzenbestandteilen. Zu den Phenolglycosiden gehört u. a. die Salicylsäure aus der Weide mit ihrer entzündungshemmenden Wirkung. Zu den »Herzglycosiden« gehören Bestandteile aus Maiglöckchen und Fingerhut (Digitalis). Sie wirken je nach Konzentration heilend oder giftig auf das Herz. Senfölglycoside sind in Kresse, Rettich, Senf, Kapern, Rucola, Löffelkraut und Kohlpflanzen enthalten. Sie haben einen scharfen und bitteren Geschmack und wirken antibakteriell, antiviral, antimykotisch und antikanzerogen.

Saponine sind eine der Untergruppen der Glycoside. Sie bilden mit Wasser seifenartige Lösungen. Sie haben stärkende, entzündungshemmende, harntreibende, schleimtreibende, schleimlösende und hormonstimulierende Eigenschaften. Sie unterstützen die Aufnahme von Inhaltsstoffen aus dem Darm und binden Cholesterin. Eine präventive Wirkung gegen Darmkrebs wird durch die hemmende Wirkung auf die Zellteilung im Darm vermutet. Enthalten in Hülsenfrüchten, Quinoa, Rote Bete, Spargel, Zuckerrüben, verschiedenen Heilpflanzen, z. B. Gänseblümchen, Vogelmiere, Jiaogulan, Lungenkraut.

Solanin ist eines der Saponine, das eine giftige Wirkung auf den Menschen hat und in den grünen Anteilen der Nachtschattengewächse vorkommt (Kartoffelschale, wenn sie dem Licht ausgesetzte wird, bildet Solanin).

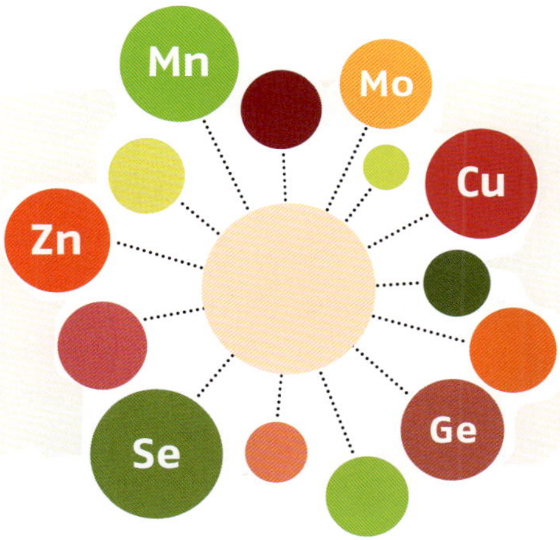

Abbildung: Spurenelemente – lebenswichtige Substanzen an den Schaltstellen unseres Körpers

KLEINE KÜCHENTIPPS

Lebensmittel, Rezepte und Küchentipps unterliegen ebenso der Mode und werden in jeder Generation verändert und manches Sinnvolle geht verloren. Hier finden Sie alte und neue Verarbeitungshinweise, die die basische und allgemeine Zubereitung vereinfachen oder bereichern können.

BLÜTEN-PETALEN

Petalen nennt man die einzelnen Blättchen einer Blüte, z. B. bei Sonnenblumen, Dahlien und Löwenzahn. Besteht die Blüte aus vielen kleinen Blättchen, so zupft man diese ab. Der Blütenkopf wird nicht verwendet. Bei der Verwendung von Rosenblättern muss man die Ansatzstelle wegknipsen, da diese Süßspeisen bitter macht. Bei Lippenblütlern, wie Salbei, zupft man die ganze Blüte aus dem Kopf. Bei Kapuzinerkresse kann der komplette Blütenkopf mitgegessen werden.

CHIPS AUS OBST UND GEMÜSE

Obst und Wurzelgemüse eignet sich gut zum Trocknen und kann dann als Zutat in Suppen und Müsli verwendet werden oder als gesunde Knabberei.

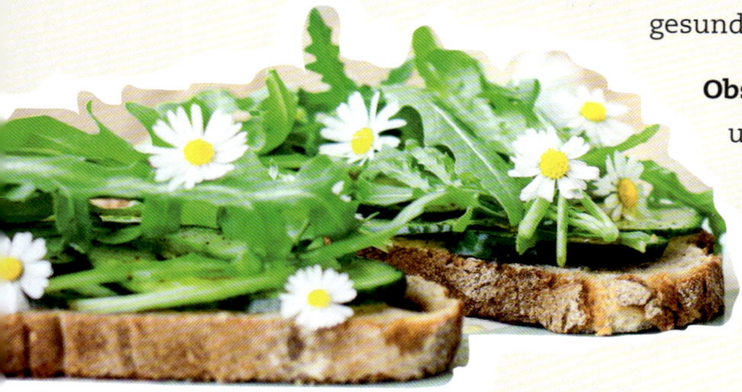

Obst: Birnen und Äpfel waschen, vierteln und in dünne Scheiben schneiden, diese entweder im Trockenapparat oder im Backofen trocken. Backofen auf 80 Grad einstellen, in die Tür oben ein

Küchentuch einlegen, damit diese etwas offen bleibt und die entweichende Feuchtigkeit abziehen kann. Trockenzeit: etwa 2 bis 3 Stunden.

Gemüse: Es eignen sich alle Wurzelgemüse, z. B. Möhren, Pastinaken, Petersilienwurzel, Rüben und Kohlrabi. Gemüse schälen und in dünne Scheiben schneiden. Weiter wie oben beschrieben. Gemüse- und Kartoffelchips werden in Fett ausgebacken kross und können als Beilage und Deko verwendet werden.

GETREIDE

Wenn Sie Vollkorngetreide geschrotet oder gemahlen verwenden, beachten Sie, dass Vollkornprodukte stets mehr Wasser und mehr Salz als Weißmehl brauchen. Weichen Sie es vor der Weiterverarbeitung einige Zeit ein. Für Getreidebrei am Abend vorher den Schrot einweichen und über Nacht stehen lassen. Das verbessert auch die Bekömmlichkeit, da Phytinsäure abgebaut wird, die die Eiweißverdauung hemmt. Lassen Sie Teig, z. B. für Brot, Spätzle oder Pfannkuchen, längere Zeit zum Quellen stehen, dadurch wird der Kleber gelöst. Der Teig sollte zäh werden.

KNOBLAUCHSALZ

Schneiden Sie Zehen in feine Streifen, geben Sie etwas Salz darauf und zerdrücken Sie ihn mit einer Kuchengabel.

ZITRONENSAFT

Wenn man nur etwas Zitronensaft benötigt, einfach die ganze Zitrone mit dem Küchenmesser einstechen, so kann sie leicht gedrückt werden und gibt nur einen Teil ihres Saftes ab. Die verbleibende Zitrone dann in Folie verpackt in den Kühlschrank legen und innerhalb von zwei Tagen verbrauchen.

KARTOFFELWASSER

Wasser, das beim Kochen der geschälten und zerkleinerten Kartoffeln übrig bleibt, ist voller basischer Mineralien. Es kann getrunken werden und hilft dadurch bei der Entsäuerung. Achten Sie darauf, nicht viel Salz zu verwenden. Bei der Zubereitung von Pellkartoffeln (mit Schale) ist das Kochwasser weniger gehaltvoll, sollte aber dennoch genutzt werden. Die Kartoffeln vor dem Kochen gut mit einer Gemüsebürste säubern.

GEMÜSEBRÜHE

Bei vielen Gemüsearten werden Schale, Grün und Stängel der Pflanze nicht verwertet, diese haben aber meist einen höheren Basengehalt als der üblicherweise verwertete Teil. Bei Kohlrabi z. B. liegt der basische Wert der Blätter und Schalen um das Dreifache höher als beim geschälten Gemüse. Auch bei Bundmöhren kann man die grünen Blätter mitverwenden.

Verarbeiten Sie daher Schalen und Blätter zu Gemüsesuppe oder kochen Sie die Knollen mit der Schale und verwerten die Kochbrühe. Verwenden Sie die Brühe ruhig mehrere Tage, um neues Gemüse darin zuzubereiten, wecken Sie kleine Portionen in Gläsern ein oder frieren diese im Eiswürfelbereiter, dann haben Sie stets eine schmackhafte basische Brühe zur Hand.

Zubereitung: Gut gewaschen werden die Schalen in 500 bis 1000 ml Wasser ca. 15 bis 20 Minuten gekocht, Kohlstrünke nur 10 bis 15 (sonst wird die Brühe bitter).

Wenn Sie Gemüse garen, dann können Sie dieses Wasser anschließend für die Schalen nutzen. Es geht natürlich auch umgekehrt, indem Sie erst die Schalen kochen und die entstandene Brühe fürs Gemüsegaren nutzen.

Bei anderen Gemüsesorten, etwa Kohl oder Blumenkohl, können die Strünke und Blätter auf die gleiche Weise genutzt werden. Von Blumenkohl und Brokkoli kann der Strunk auch geschält werden. Das Innere des Strunks ist ähnlich schmackhaft wie Kohlrabi und kann als Gemüse verwendet werden oder bei Cremesuppe mitpürieren.

Basische Trinkbrühe

Für die bunte Gemüsebrühe werden auch die Gemüsestrünke und Schalen verwertet.

Zutaten:

- In 2 Liter Wasser geben wir vorhandene Gemüsereste und dazu:
- 400 g Kartoffeln mit Schale, gewaschen und geviertelt,
- 2 Möhren, 2 Pastinaken mit Schale, gewaschen und gestückelt,
- 1/2 Stange Porree, nach Wunsch Sellerie, in kleinere Stücke geschnitten,
- 1 Zwiebel, geschält und geviertelt,
- 2 Lorbeerblätter,
- 4 bis 8 Wacholderbeeren,
- 1 Bund Petersilie und andere Kräuter.

Zubereitung:

- Diese Brühe lässt man 2,5 Stunden leicht köcheln.
- Die Gemüse anschließend herausnehmen und wegwerfen.

Von der gesiebten Trinkbrühe zwei Gläser zwischen den Mahlzeiten und ein Glas vor dem Schlafengehen trinken. Die Brühe kann in Gläser abgefüllt im Kühlschrank bis zu vier Tage aufbewahrt werden.

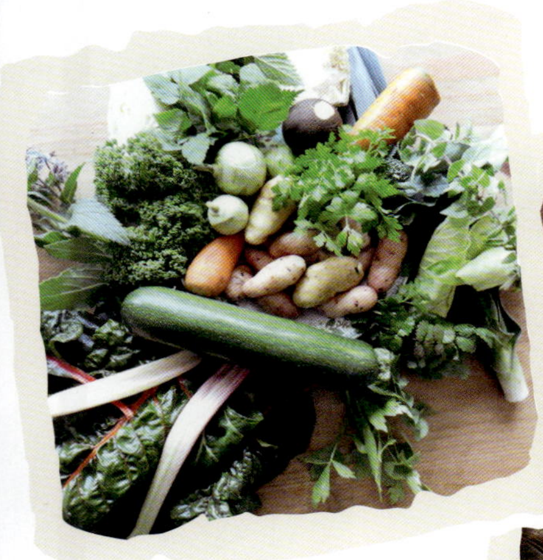

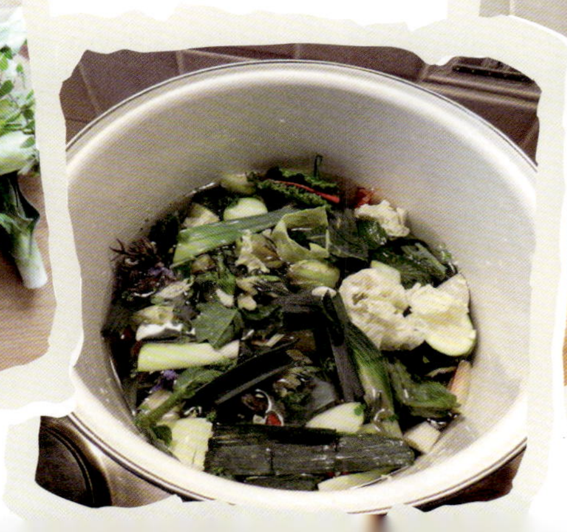

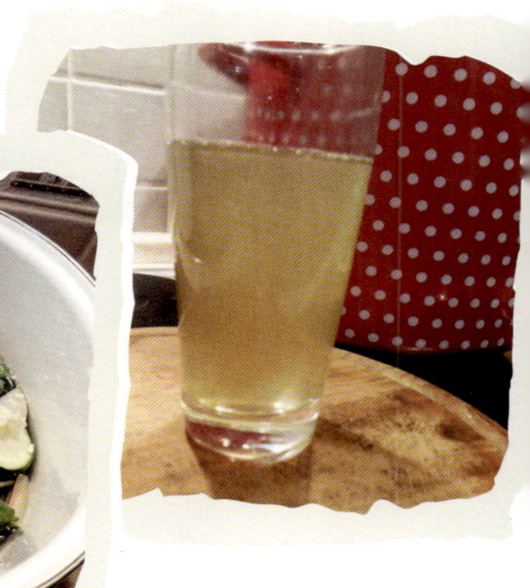

Rezepte

Beim Stichwort basisch denken viele spontan an eine übersichtliche Rohkostplatte, fade Gemüsebrühe und ein einsames Tässchen Kräutertee. Doch basisch kann auch ganz anders. Die folgenden Rezepte vermitteln einen Eindruck, wie lecker basische Ernährung sein kann.

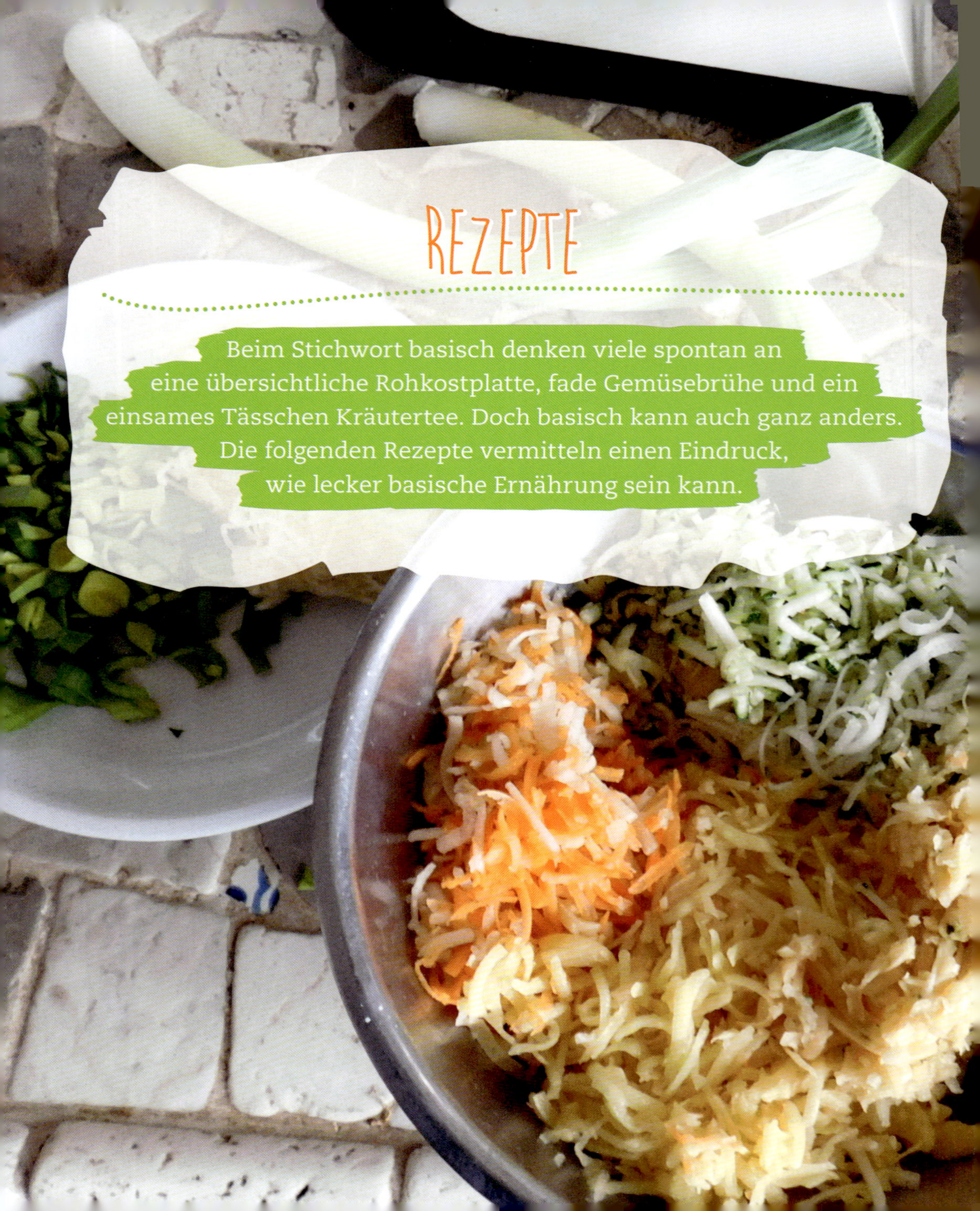

Hinweise zu den Rezepten

- Verwenden Sie nur frische und biologisch erzeugte Lebensmittel.
- Konzentrieren Sie sich auf jahreszeitliche und regionale Produkte, d. h. im Winter Salatgurken und Tomaten weglassen, dafür Feldsalat und Rübchen aus dem Umland kaufen.
- Nehmen Sie ausschließlich reines Meersalz oder Himalayasalz, keinesfalls eines mit künstlichen Zusätzen von Jod oder Fluor.
- Als Öl wird für die meisten Rezepte kalt gepresstes Olivenöl verwendet. Für Salat darf Walnuss- oder Sesamöl genutzt werden. Wer Olivenöl nicht gewohnt ist, sollte ein italienisches aus der Toskana oder Umbrien verwenden. Diese sind milder und gut für Salate geeignet. Öle aus Griechenland sind eher kräftig im Geschmack, sie eignen sich daher zum Braten. Grundsätzlich gilt: Je dunkler das Öl, desto kräftiger der Geschmack.
- Da gesunde Fette für die Verbrennung wichtig sind, kombiniere ich auch in der basischen Küche häufig mit Sahne, Butter und Eigelb.
- Wenn Sie Gewicht verlieren wollen, wählen Sie für die Abendmahlzeiten die Rezepte ohne Kohlehydrate.
- Alle Hauptgerichte können sowohl mittags wie auch abends verzehrt werden.
- Phase I : Diese Rezepte enthalten nur »rein basisch wirkende Lebensmittel der Lebensmittelliste I« und sind für die Phase I der basischen Kur (Seite 94) geeignet.
- Phase II: Diese Rezepte enthalten rein basisch wirkende (Lebensmittelliste I, Seite 102–105) und geringe Mengen leicht sauer wirkende Lebensmittel (Lebensmittelliste II Seite 105–106) und basische Kur S. 95).

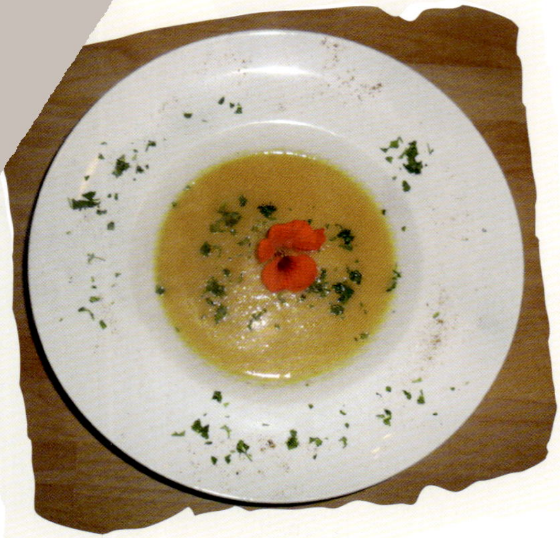

Ayurvedische Kürbissuppe

Basische Phase I

Den Hokkaido-Kürbis waschen und halbieren, die Kerne und Kerngehäuse entfernen und den Kürbis in große Stücke schneiden. Ist der Kürbis zu hart zum Schneiden, legen Sie ihn 15 Minuten bei 80–100 °C in den Backofen.

- 1 mittelgroßer Hokkaido-Kürbis (kann mit Schale verzehrt werden)
- Ingwer
- ½ Teelöffel Salz
- 1 Teelöffel indisches Curry (je nach Geschmack mild oder scharf)
- 200 ml Sahne
- Saft einer halben Zitrone
- 2 Esslöffel Olivenöl

Kürbisstücke in 1 Liter Wasser aufsetzen, Salz und 1 Stück frischen Ingwer (geschält, knapp Daumengroß) hinzugeben. Ca. 45 Minuten köcheln.

Das Ingwerstück entfernen, den Kürbis pürieren (wer es scharf mag, kann den Ingwer mitpürieren).

Curry im Olivenöl anbräunen, sobald es duftet mit der Sahne ablöschen (Curry darf nicht braun werden, dann ist es bitter), zusammen in die Suppe geben.

Zitrone auspressen und in die nicht mehr kochende Suppe geben (sonst gerinnt die Sahne). Nochmal abschmecken und eventuell Salz zugeben.

Kürbissuppe mit roten Linsen

Basische Phase I

1 mittelgroßer Kürbis (Muskat- oder andere Sorten, je nach Geschmack, Hokkaido kann mit Schale verzehrt werden)
Ingwer
Salz
100 g rote Linsen
frischer Koriander oder Kerbel

Den Kürbis waschen, halbieren, die Kerne und Kerngehäuse entfernen, je nach Sorte schälen und in große Stücke schneiden. Ist der Kürbis zu hart zum Schneiden, legen Sie ihn 15 Minuten bei 80–100 °C in den Backofen.

Kürbisstücke in 1 Liter Wasser aufsetzen, Salz und 1 Stück frischen Ingwer (geschält, knapp Daumengroß) hinzugeben. Ca. 45 Minuten köcheln.

Das Ingwerstück entfernen, den Kürbis pürieren (wer es scharf mag, kann den Ingwer mitpürieren).

Die Linsen zugeben und nochmals 10 Minuten köcheln.

Mit dem gehackten Koriander oder Kerbelblättchen bestreuen und servieren.

Gemüsesuppe (Variante 1)

Basische Phase I

1 Liter Wasser
400 g Gemüse
(z.B. Karotten, Sellerie, Petersilienwurzel, Pastinaken, Zwiebeln, Fenchel, Paprika, Weißkohl, jede Sorte Bohnen, Erbsen, Kartoffeln)
1 Knoblauchzehe
1 Lorbeerblatt
1 Nelke
Muskatnuss
Meersalz
Kräuter (z. B. Petersilie, Schnittlauch, Kerbel)

Gemüse gut säubern, putzen, Wurzelgemüse schälen, in kleine Würfel schneiden. Die Schalen können als Grundlagenbrühe 8–10 Minuten gekocht werden.

Sonst Gemüse mit Wasser aufgießen, würzen, aufkochen und 20 bis 30 Minuten köcheln lassen.

Knoblauchzehe abziehen, pressen und zum Gemüse geben.

Die Kräuter hacken und die Suppe vor dem Servieren bestreuen.

TIPP

Wollen Sie die Suppe abends verwenden, die Kartoffel bei einer Trennkostvariante weglassen.

Variante 2: Minestrone

Basische Phase I

Fügen Sie zwei klein gewürfelte Tomaten ca. 5 Minuten bevor die Suppe fertig ist hinzu und würzen Sie mit mediterranen Kräutern wie Minze, Thymian und Oregano.

Variante 3: Cremesuppe

Basische Phase I

Wählen Sie dazu Gemüsesorten, die gut in Kombination schmecken.** Bereiten Sie diese nebenstehend angegeben zu.

Ist die Suppe fertig, pürieren sie diese und fügen die Sahne hinzu. Mit dem Pürierstab die Suppe locker aufschäumen und servieren.

Mit Kräutern und Blüten bestreuen und je nach Geschmack mit altem Balsamico* oder Dattelbalsamico* beträufeln oder ein Pesto nach Wunsch zugeben.

Variante 4: Petersilienwurzelsuppe

Basische Phase I

Suppe wie oben angegeben zubereiten.

1 Bündel frische Petersilie zerkleinern und in einer Tasse der fertigen Suppe mit dem Pürierstab gut durchmixen, sie wird sehr schön grün.

Die weiße Cremesuppe zuerst in den Teller füllen und dann jeweils mit der Schöpfkelle die grüne Suppe in dekorativer Form zugießen. Zu zweit kann man auch von beiden Seiten mit einem Löffel die Suppen gleichzeitig eingießen, sodass sie genau die Hälfte des Tellers ausfüllen. Mit Zahnstocher dann Muster ziehen.

TIPP
Aus der frischen Petersilie kann man auch Pesto mit Olivenöl und einem Spritzer Zitronensaft zubereiten, mit dem Löffel in die Suppe geben und mit einem Zahnstocher dekorative Streifen ziehen.

Weitere Einzelvarianten wie zuvor angeben zubereiten, z. B.:

- **Pastinakensuppe**
- **Möhrenschaumsuppe**
- **Topinambursuppe:** Hier schmeckt es gut, erst 2–3 Schalotten in Streifen zu schneiden und in 1 Esslöffel Öl anzudünsten, ehe man die Brühe mit dem Gemüse auffüllt.

** **Weitere gute Gemüse-Kombinationen, die auch für zweifarbige Zubereitungen geeignet sind:** Möhren und Pastinaken; Fenchel und Möhre; Fenchel und Staudensellerie; Staudensellerie, Pastinake und Möhren; Paprika und Tomaten; Fenchel und Zucchini; Tomate und Zucchini; Zucchini und Kürbis.

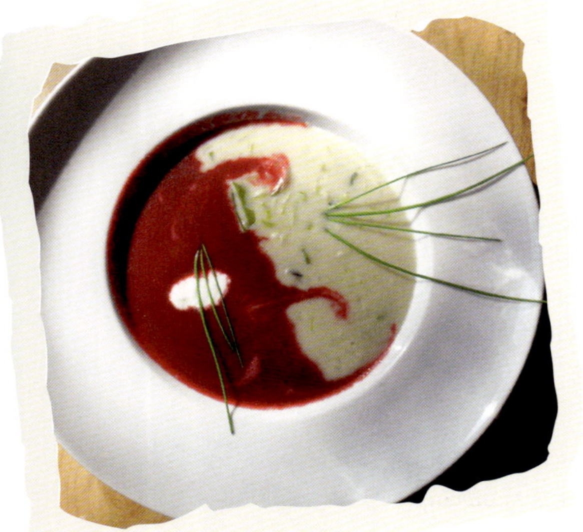

Beilagen für in die Cremesuppe:

Gemüsechips

Zubereitung siehe Kapitel Küchentipps

Vor dem Servieren auf die Suppe geben und mit schwarzem Pfeffer oder gekackten Kräutern dekorieren.

Pistazienklößchen

4 Personen

- 6 Esslöffel Wasser
- 50 g Vollkorn-Dinkelmehl
- 20 g Butter
- 2 Eier
- 1 Esslöffel gehackte Pistazien
- 1 Esslöffel gemahlene Mandeln oder Haselnüsse
- Salz,
- 2 Esslöffel Olivenöl oder Sesamöl

Wasser, Butter und 1 Prise Salz in einem Topf erhitzen. Mehl komplett hineinschütten und mit Holzlöffel rühren, bis sich der Teig vom Topfboden löst.

Von der Platte nehmen und ein Ei einrühren.

Etwas abkühlen lassen und dann das zweite Ei, Nussmehl und die Pistazien unterrühren.

Das Öl in der Pfanne erhitzen, mit dem Teelöffel kleine Klößchen aus der Nussmasse formen und in der Pfanne goldbraun braten.

In die auf Tellern angerichtete Suppe geben.

TIPP

Diese Klößchen können ebenso mit Haselnüssen, Mandeln, Walnüssen u. Ä. zubereitet werden.

Rheinische Bohnensuppe

Basische Phase I

- 500 g mehlig kochende Kartoffeln
- 350 g frische Stangenbohnen (alternativ aus dem Glas)
- Wasser
- 3 Teelöffel gekörnte Gemüsebrühe
- 1 Zwiebel
- 2 Becher Sahne
- 2 Esslöffel Olivenöl
- Bohnenkraut
- Salz
- Pfeffer
- Muskat
- Weißweinessig

Kartoffel in der Schale garen, pellen und stampfen. Sind die Kartoffel gut gewaschen worden, kann das Kochwasser für die Bohnen und als Suppengrundlage verwendet werden.

Bohnen schnibbeln und in Gemüse- oder Kartoffelbrühe garen.

Die Zwiebel würfeln und in Olivenöl glasig dünsten.

500 ml Wasser (Bohnenbrühe mit zugeben) erhitzen, 2 Teelöffel Gemüsebrühe zugeben.

Kartoffel zugeben und cremig verrühren. Bohnen, Sahne und Gewürze zugeben.

Mit Salz abschmecken, nach Geschmack Essig zugeben oder diesen bei Tisch anreichen.

Nach der Zugabe des Essigs darf die Suppe nicht mehr kochen!

Basische Phase II

wie oben plus

- 1 Liter Milch
- 1 Becher (200 g) Sahne

Kartoffeln schälen und in der Milch garen, stampfen, sonst weiter wie oben.

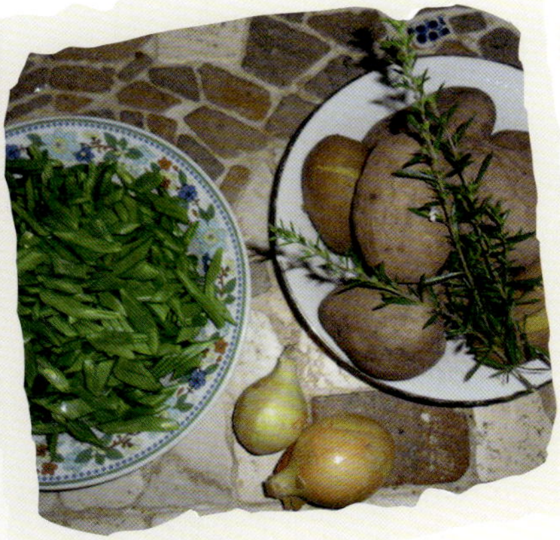

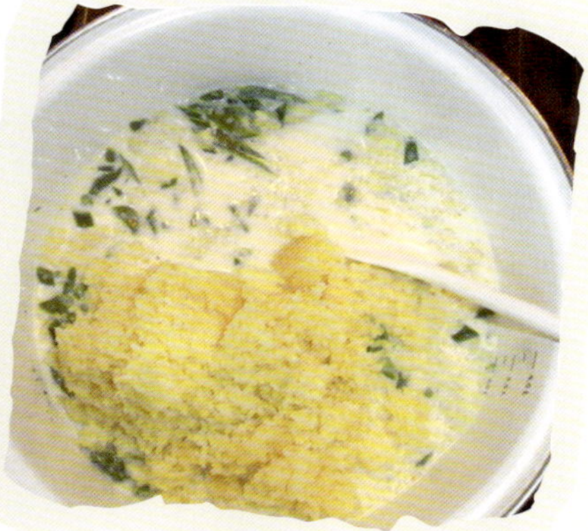

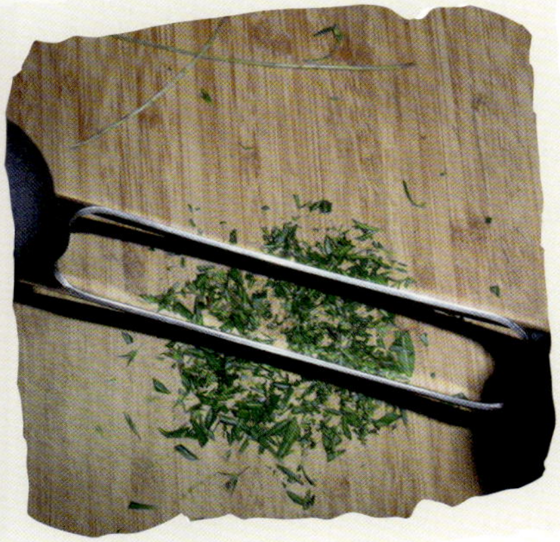

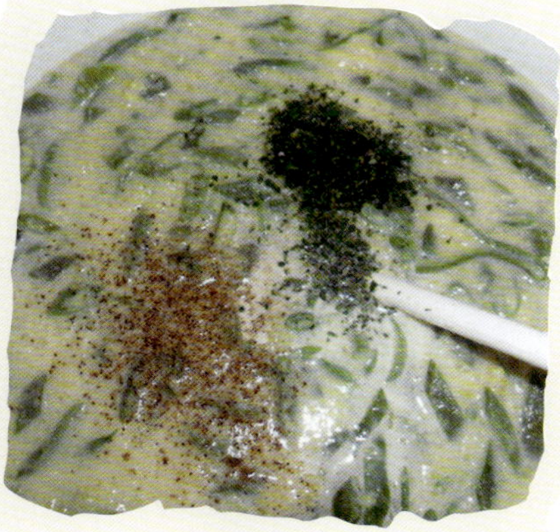

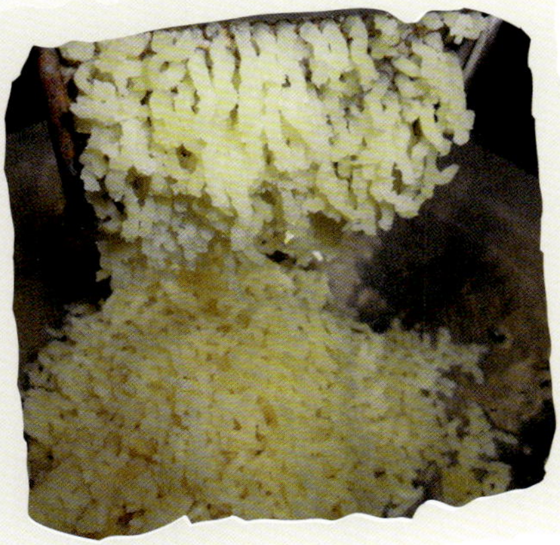

Wenn die Suppe zu dick ist, noch mal eine Tasse Wasser oder Milch zugeben.

In einigen Gegenden wird diese Suppe mit Buttermilch zubereitet.

Achtet man nicht auf basische Ernährung, kann man mit den Zwiebeln Schinken anbraten oder Würstchen dazugeben.

Zwei Varianten von Carpaccio

mit Rote Bete, Kohlrabi, rotem und grünem Pesto

Basische Phase I

1 Rote Bete

1 Kohlrabi

zweierlei Pesto

Salz

1 Hand voll Kräuter

20 Jahre alter Balsamico oder Dattelbalsamico*

Lollo-Rosso-Blätter oder essbare Blüten

Zubereitung Carpaccio Variante I

Rote Bete und Kohlrabi schälen, beide in hauchdünne Scheiben schneiden, auf einer Platte oder portionsweise auf dem Teller fächerförmig anrichten: Auf der einen Seite die Rote Bete und auf der anderen Seite die Kohlrabi.

Auf die Rote Bete Streifen mit grünem Pesto ziehen, auf den Kohlrabi Streifen mit rotem Pesto ziehen.

In der Mitte Blüten- oder Blattsalat-Deko anrichten. Den Rand des Tellers und das Carpaccio mit dünnen Linien des Dattelbalsamico garnieren.

Zubereitung Carpaccio Variante II

Rote Bete und Kohlrabi in hauchdünne Scheiben schneiden. Zwei Türme aufschichten:

1. Turm: abwechselnd Rote Bete, grünes Pesto, Parmigiano darüberhobeln, Rote Bete usw.

2. Turm: Kohlrabi, rotes Pesto und Parmigiano abwechselnd schichten.

Zum Schluss den Turm und den Teller mit Parmigiana überhobeln und mit dem 20-jährigen Balsamico dekorative Streifen ziehen.

Zutaten grünes Pesto:

1 Hand voll Kräuter (Petersilie, Basilikum, Vogelmiere u.a.)

50 ml Olivenöl

30 g Sonnenblumenkerne

1 Knoblauchzehe

Salz

Zutaten rotes Pesto:

Semitrockene Tomaten

2 Knoblauchzehen

30 g Mandeln geschält

Olivenöl

Salz

Zubereitung grünes Pesto

Die Zutaten in der Kräutermühle zerkleinern und mit dem Öl dünnflüssig aufrühren.

Zubereitung rotes Pesto

Die Tomaten in grobe Stücke schneiden und mit den restlichen Zutaten in der Kräutermühle zerkleinern und mit Öl cremig aufrühren.

Basische Phase II

Hier dürfen Sie Käse verwenden: Parmigiano oder Pecorino.

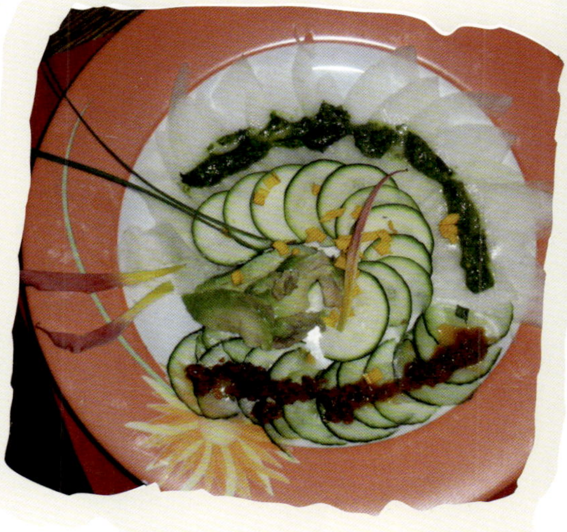

Carpaccio vegetaria

Basische Phase I

- 1 Salatgurke
- 2 dickere Karotten
- Salz
- Wasser
- Olivenöl
- 1 Zitrone
- Blattsalat nach Wahl
- Parmigiano
- Basilikum
- 1 Avocado

Gurken und Möhren (alternativ auch Zucchini) in sehr feine Scheiben (der Länge nach) schneiden. Mit etwas Salz überstreuen und ½ Stunde ziehen lassen.

Abwaschen und trocken tupfen. Auf dem Salat fächerförmig farblich abwechselnd anrichten.

Die Avocado halbieren, den Kern entfernen und mit einem Löffel aus der Schale heben, längs in dünne Scheiben schneiden und auf den Gurken und Möhren als zweiten Fächer legen.

Sauce:

3 Esslöffel Olivenöl mit dem Saft der ausgepressten Zitrone und Salz verrühren und über die Carpaccio-Fächer ziehen.

Basilikum kleinhacken und Parmigiano hobeln, damit das Carpaccio bestreuen.

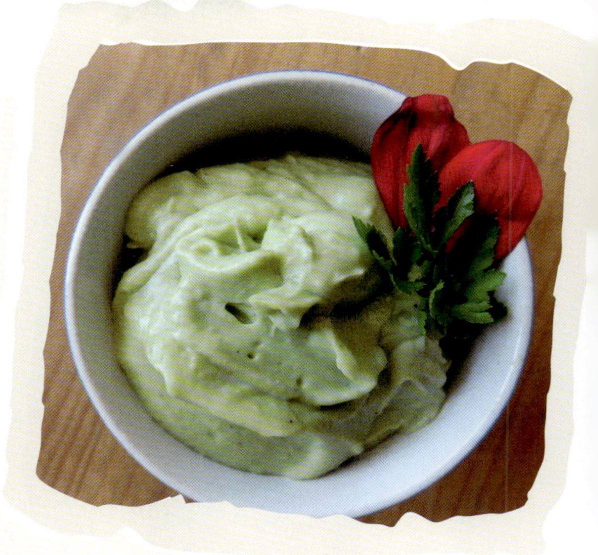

Avocado-Dip oder Aufstrich

Basische Phase I

- 1–2 reife Avocado
- 1 Knoblauchzehe
- Zitronensaft
- Salz
- Pfeffer
- Kräuter z. B. Estragon, Kerbel
- evtl. Sahne

Avocadofleisch auslösen,
die Knoblauchzehe auspressen.

Die Zutaten mit Salz, Pfeffer und einigen Tropfen Zitronensaft pürieren.

Wenn die Masse zu fest ist, etwas Sahne zugeben.

1 kleine Knoblauchzehe zerdrücken, mit Salz, Pfeffer und einigen tropfen Zitronensaft pürieren, die Gemüsescheiben damit bestreichen.

Basische Phase II

Statt Sahne die Avocado mit 2 Esslöffeln Naturjoghurt cremig rühren.

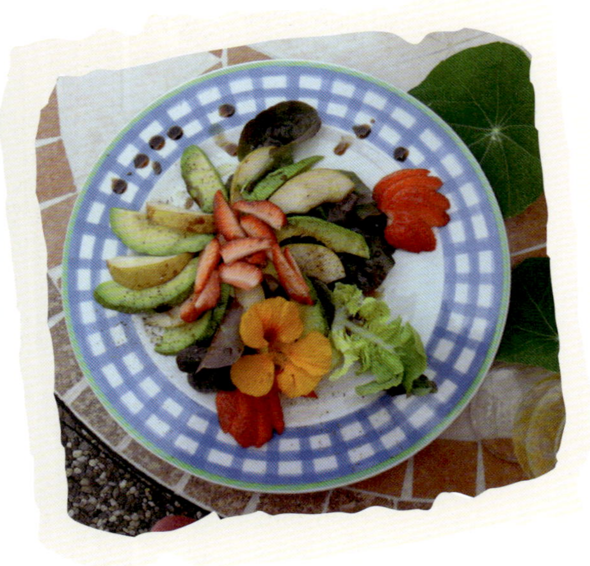

Avocado mit Birne

Basische Phase I

Pro Person:

- ½ Birne und ½ Avocado
- Salat nach Wunsch (empfehlenswert sind Feldsalat, Rucola, Radicchio, Postelein)
- Dattelbalsamico oder 20–25 Jahre alter Balsamico
- Salz
- 2 Esslöffel kalt gepresstes Olivenöl
- Pfeffer
- 2–3 Walnüsse

Avocado halbieren, den Kern entfernen und die Fruchtmasse mit einem Löffel aus der Schale heben. Die Avocado nun längs in 0,5 cm große Spalten schneiden.

Die Birne waschen, längs halbieren, das Kerngehäuse entfernen und die Frucht längs in 0,5 cm dicke Spalten schneiden.

Für den Salat das Olivenöl mit einer Prise Salz und Pfeffer mischen, den gewaschenen Salat zugeben und sanft unterheben.

Den Salat auf einem Teller flach auslegen, die Tranchen von Birne und Avocado abwechselnd sternförmig darauflegen.

Mit Balsamico mehrere Linien darüberziehen. Die Walnüsse gehackt darüberstreuen.

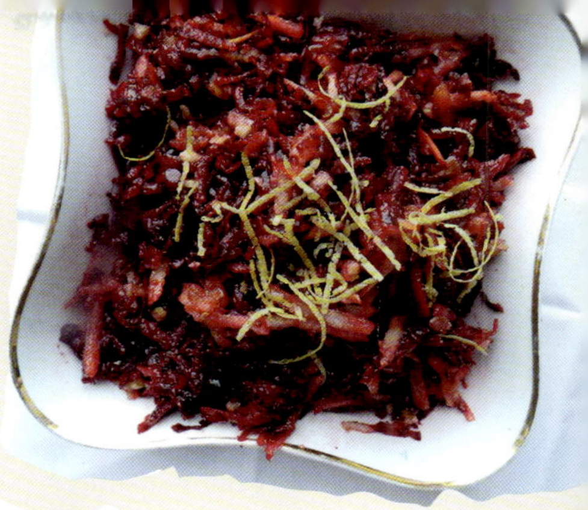

Rote-Bete-Salat mit Walnüssen

Basische Phase I

- 1 große Rote Bete oder zwei kleine
- 8 Walnusskerne
- 1 Apfel
- 3 Esslöffel Olivenöl
- Zitronensaft
- Salz
- Pfeffer

Rote Bete schälen und roh grob raspeln. Apfel auf einer feinen Reibe reiben.

Rote Bete mit dem Apfel, etwas Zitronensaft und Öl verrühren. Mit Salz und Pfeffer würzen.

Die Walnusskerne grob zerhacken und zum Salat geben.

Feldsalat mit Sauerkraut und Granatapfel

Basische Phase I

Pro Person:

- 50 g Feldsalat
- 50 g Sauerkraut
- 1 reifer Granatapfel (Schale muss sich etwas eindrücken lassen)
- 6 Esslöffel Olivenöl
- Salz
- Pfeffer

Feldsalat waschen und putzen, Würzelchen abschneiden und äußere Blätter entfernen wenn sie gelb sind.

Sauerkraut in ca. 2 cm lange Streifen schneiden, in eine Schüssel geben. Öl, Essig, Salz und Pfeffer zugeben, umrühren, ziehen lassen.

Granatapfel öffnen, Kerne entnehmen und unter das Sauerkraut mischen.

Vor dem Servieren den Feldsalat unterheben.

Wer gerne süß-sauren Salat isst, gibt ein wenig Ahornsirup dazu.

Brokkoli und Blumenkohl mit Sesam auf Stampfkartoffeln

Basische Phase I

Pro Person:

150 g Blumenkohl
150 g Brokkoli
50 g Sesam
2 Esslöffel Olivenöl
50 g Butter
400 g Kartoffeln
Salz
Pfeffer
Muskat

Kartoffeln waschen und in der Schale kochen.

Brokkoli und Blumenkohl in Salzwasser bissfest garen (Brühe aufheben, s. Küchentipps).

Kartoffelschalen abziehen und die Kartoffeln stampfen, mit der Kochbrühe glatt aufrühren, 25 g der Butter, Muskat und Salz unterziehen.

Sesam in der Pfanne trocken anrösten, restliche Butter zugeben.

Gemüse auf den Stampfkartoffeln anrichten und mit dem Sesam überziehen.

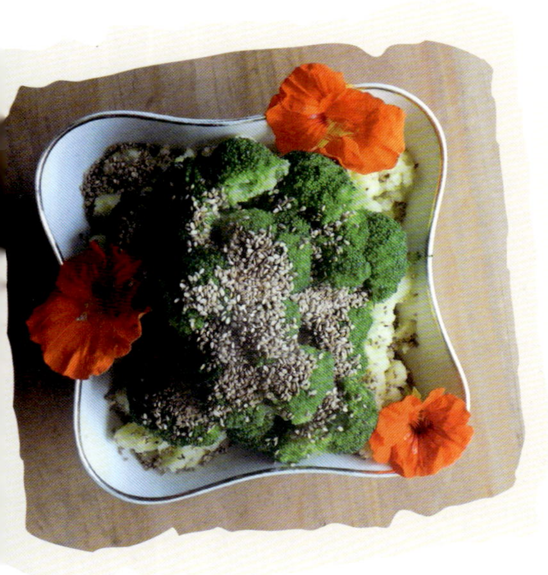

Brokkoli und Blumenkohl mit Avocado überbacken auf Stampfkartoffeln

wie oben, statt Sesam 1–2 Avocado

Avocado halbieren, Kern entfernen, mit Löffel das Fruchtfleisch aus der Schale lösen.

Mit etwas Gemüse auf den Stampfkartoffeln anrichten und mit dem Sesam überziehen.

Vegetarisches Schnitzel mit Sesam

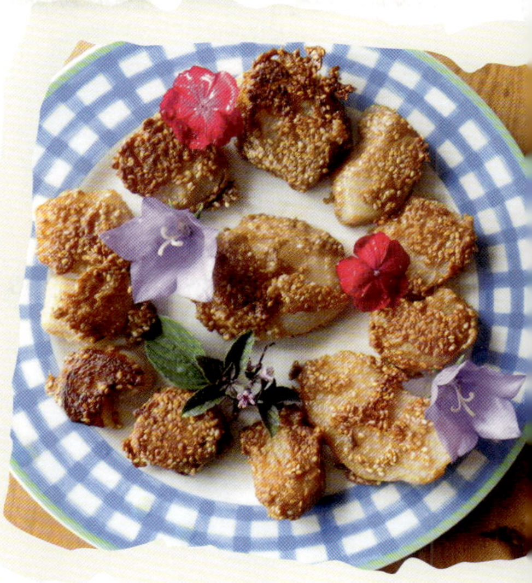

Als Schnitzel eigenen sich: Kohlrabi, Sellerie, Rote Bete und diverse Rübchen.

Beispielrezept mit Kohlrabi:

1 mittelgroßer Kohlrabi
50 g Sesamkörner
1 Eigelb
Olivenöl
Salz
Pfeffer

Zubereitung basische Phase I

Kohlrabi in Salzwasser mit Schale nicht zu weich garen, schälen und in 0,5 cm dicke Scheiben schneiden (ca. 6 pro Knolle = 3 pro Person).

Das Eigelb mit einem Löffel Wasser verrühren, die Schnitzel darin wenden und dann in Sesam wenden.

Das Öl in der Pfanne erhitzen und die Schnitzel von beiden Seiten goldbraun braten.

Zubereitung basische Phase II

Mit 3 Esslöffeln Dinkel- oder Buchweizenmehl, etwas Sahne, dem Eigelb und Wasser einen cremigen Teig herstellen, Sesam zugeben und Schnitzel darin wenden und braten.

Dazu eignet sich eine Tomatensauce oder Salbeiblätter in Butter.

Als Mittagessen kann es je nach Phase mit Beilagen wie Kartoffeln oder Hirse kombiniert werden.

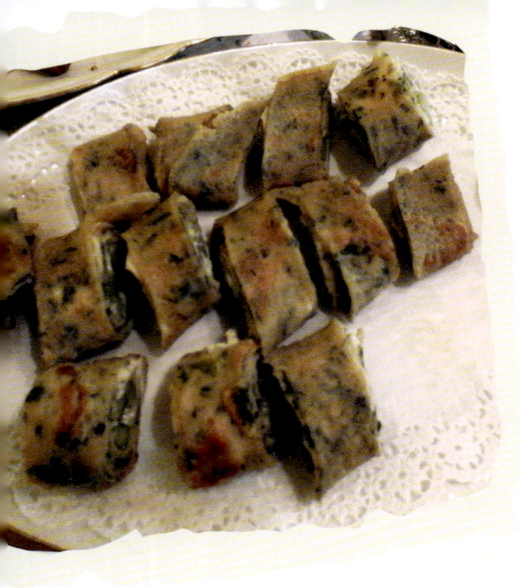

Crêpes mit Wildgemüse und -kräutern I

Basische Phase II

Zutaten für den Crêpes-Teig für 8–10 Crêpes:

- 3 Eier
- 200 g Mehl – vorzugsweise Dinkel-Vollkorn oder Buchweizen
- 50 ml Wasser
- ca. 50 ml Milch
- Olivenöl

Zutaten für die Füllung:

- 200 g Frischkäse
- 300 g Wildgemüse
- Salz
- Pfeffer

Zutaten mischen und mit der Milch zu einer leicht zähflüssigen Masse aufrühren.

15 Minuten quellen lassen.

In einer Pfanne etwas Öl erhitzen und darin dünne Crêpes backen.

Diese Wildpflanzen eignen sich besonders gut: Beinwell, Brennnessel, Giersch, Melde, Franzosenkraut, Rainkohl, Knoblauchrauke, Wiesenbärenklau.

Das Wildgemüse in Salzwasser blanchieren, etwas ausdrücken und grob kleinhacken.

Den Frischkäse unterziehen, würzen mit Salz und Pfeffer, nach Wunsch Knoblauch oder Bärlauch zugeben.

Die vorbereiteten Crêpes mit der Masse bestreichen, einrollen und im Backofen erwärmen.

TIPP

Die Crêpes können auch mit Käse gratiniert werden. Gut schmecken dazu auch klein geschnittene Tomatenwürfel, kurz in Öl und Butter angeschwenkt.

Crêpes mit Wildkräutern II

Wie links,
Wildkräuter nach Wahl
plus ggf. Spargel oder
Schwarzwurzeln

Bei dieser Variante werden die Kräuter roh klein geschnitten und dem Crêpes-Teig zugegeben.

Gut schmeckt es, wenn in die Crêpes blanchierte Spargelstangen oder Schwarzwurzeln eingerollt werden.

Beide Varianten eignen sich auch als kalte Häppchen, dazu die aufgerollten Crêpes schräg in ca. 2 cm breite Tranchen schneiden.

Melonenschiffchen mit roten Trauben

1 Honigmelone
rote Trauben
alternativ Kirschen

Melone halbieren, Kerne mit einem Löffel entfernen, in 2 cm breite Tranchen schneiden, das Fruchtfleisch mit einem dünnen Messer über der Schale lösen (nicht abheben) und in 2 cm lange Stücke schneiden, Trauben oder Kirschen mit einem Zahnstocher auf die Melonenstücke aufstecken.

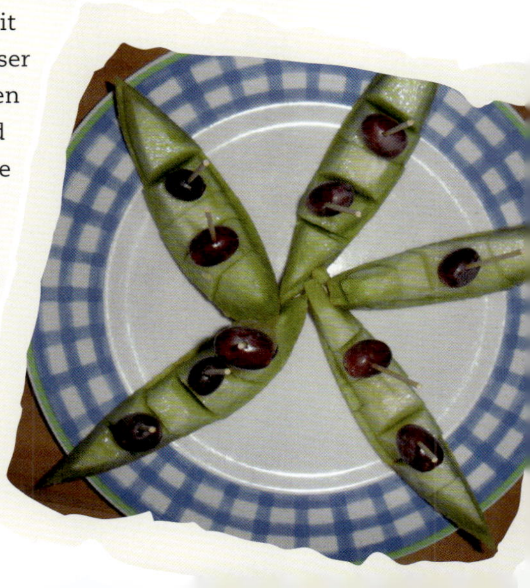

Mangoldröllchen mit Quinoa

150 g Quinoa
eine mittelgroße Zwiebel
1 Knoblauchzehe
80 g Möhren
80 g Porree
80 g Zucchini
Salz
Pfeffer
Kräuter z. B. Basilikum, Thymianzweig und Rosmarinzweig (alternativ ein kirschgroßes Stück Ingwer)
6–8 große Mangoldblätter
evtl. Quinoaflocken
2 mittelgroße Tomaten oder 10 Cocktailtomaten
3 Esslöffel Olivenöl

Quinoa mit Wasser abspülen (entfernt Bitterstoffe), in 450 ml kochendes Wasser geben, 1 gestrichenen Teelöffel Salz zugeben. Quinoa braucht ca. 15 Minuten Garzeit. Thymian und Rosmarinzweig (alternativ ein Stück Ingwer) mitkochen.

Gemüse waschen, Möhren, Knoblauch und Zwiebel schälen, mit Zucchini in kleine Würfel schneiden. Porree halbieren und in schmale Streifen schneiden.

Nach ca. 10 Minuten Garzeit das Gemüse zum Quinoa geben. Nach 2 Minuten Herd abstellen, und Masse garziehen lassen, das Wasser sollte komplett aufgesaugt werden.

Beim Mangold die Stiele unterhalb vom Blatt abschneiden, würfeln und zum Gemüse/ Quinoa geben. Die Mangoldblätter mit der Oberseite auf ein Küchenbrett legen und die Mittelrippe mit Kartoffelstampfer oder Fleischklopfer flachklopfen.

Die fertige Quinoa-Gemüsemischung mit Salz und Pfeffer nachwürzen, Kräuter klein gehackt zugeben. Wenn die Mischung zu dünnflüssig ist, Quinoaflocken zugeben und ein paar Minuten quellen lassen.

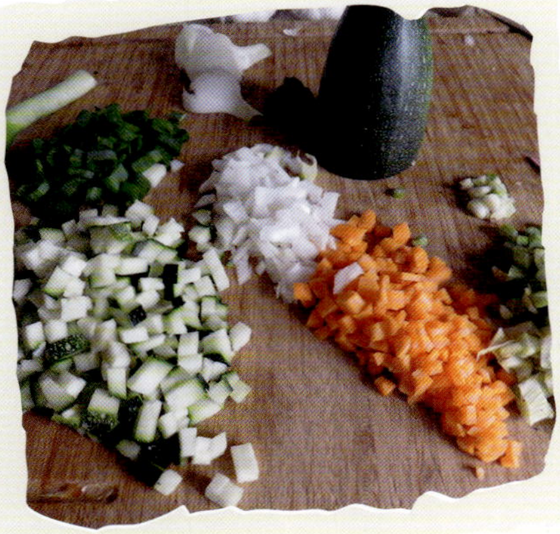

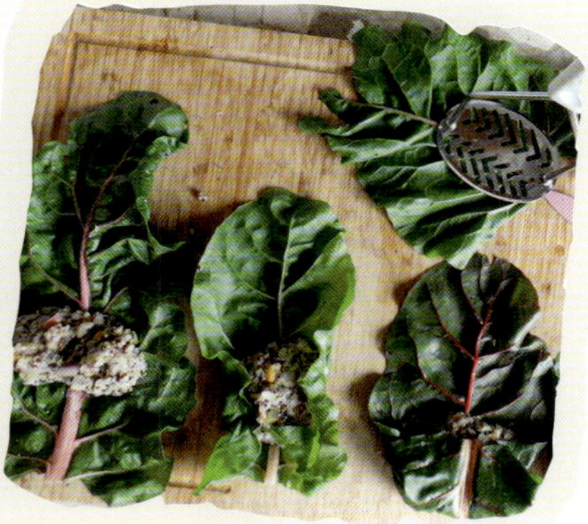

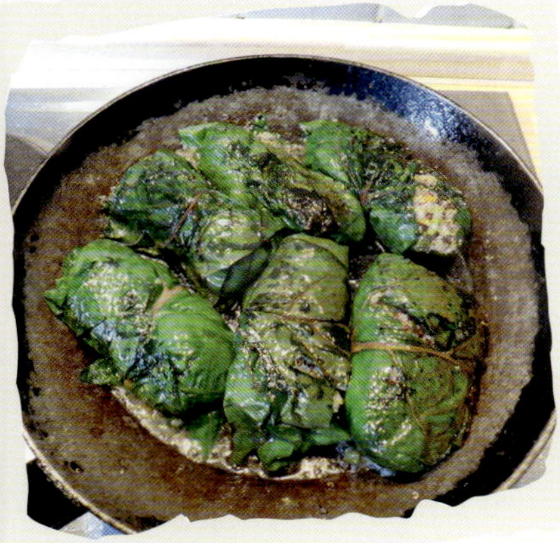

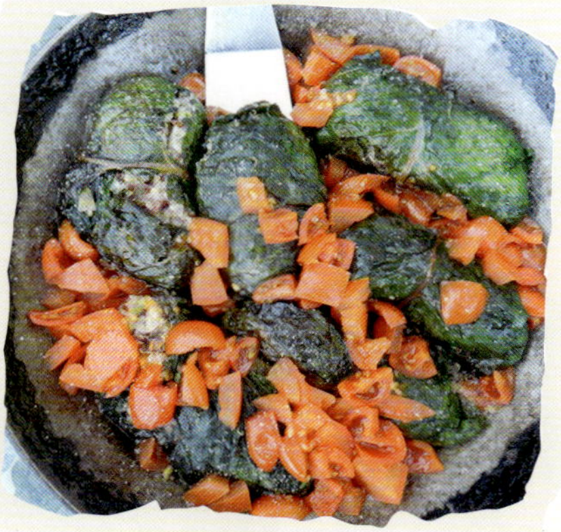

Je 1–2 Esslöffel Masse (je nach Blattgröße) auf die Mangoldblätter geben, die Seiten nach innen schlagen und vom Stiel her das Blatt aufrollen.

Das Olivenöl in einer Pfanne erhitzen, die Mangoldröllchen hineinlegen und von beiden Seiten braten. In der Zeit die Tomaten in Würfel schneiden (den grünen Strunk-Ansatz entfernen), auf die Mangoldröllchen geben und mit Deckel noch ca. 5 Minuten auf kleiner Flamme schmoren.

Kefirnocken mit Früchten

100 ml Wasser
1 Teelöffel Agar-Agar oder Gelatinepulver
200 g Sahnekefir (evtl. mit Früchten)
frische Früchte nach Jahreszeit z. B. Himbeeren, Erdbeeren, Pfirsich, Mango, Banane

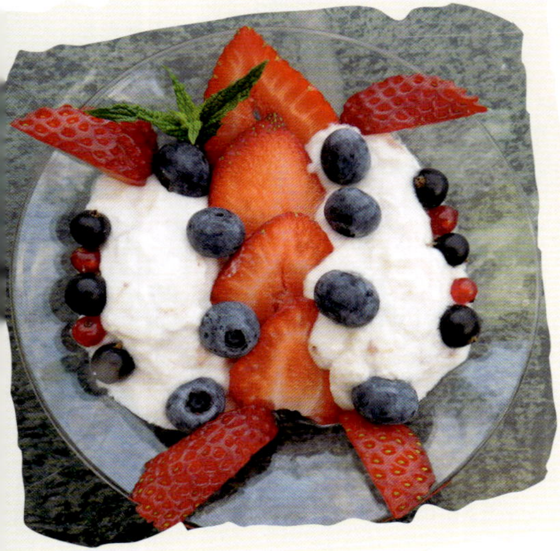

100 ml Wasser erwärmen, Agar-Agar bzw. Gelatine einrühren, wenn sie beginnt einzudicken, den Kefir unterziehen, kühl stellen.

Früchte, je nach Sorte, klein schneiden.

Anrichten: die Masse sollte halbfest sein, mit einem Esslöffel Nocken abstechen und auf einem Teller anrichten, das Obst darübergeben und evtl. mit Pfefferminzblättern dekorieren.

Alternativ kann man dazu Frucht-Pürees machen, z. B. aus Erdbeeren, Pflaumen oder Kirschen.

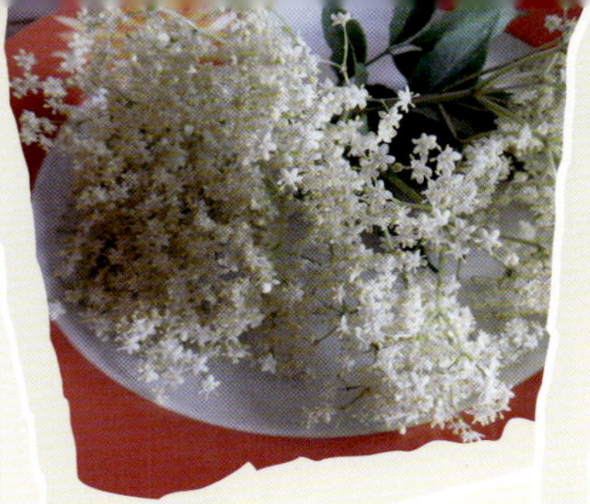 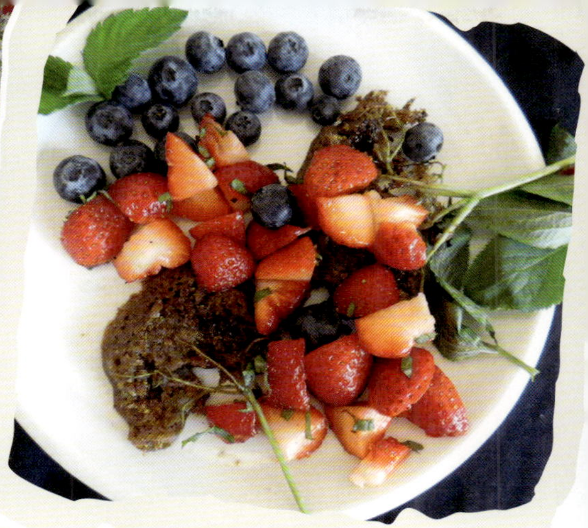

Hollerküchle mit Erdbeeren

- 2 Esslöffel Kastanienmehl
- 1 Esslöffel Buchweizenmehl
- 8–10 Löffel Wasser
- Prise Salz
- 4–8 Esslöffel Sonnenblumenöl
- 250 g Erdbeeren
- 4–6 frische Holunderblüten mit Stiel

Die beiden Mehlsorten mit dem Wasser zu einem sämigen Teig rühren, Salz zugeben, 15–20 Minuten ruhen lassen.

In dieser Zeit die Erdbeeren waschen und kleinschneiden.

In einer Pfanne die Hälfte vom Öl erhitzen, die Holunderblüten am Stiel anfassen und in den Teig tunken, sodass die Blüten bedeckt sind und die Stiele frei bleiben. Kross und hellbraun backen, wenden und ebenfalls kross ausbacken. Auf einem Teller anrichten und mit den Erdbeeren belegen. Der Stiel kann mit einer Schere vor dem Anrichten abgeschnitten werden.

SÄURE-BASEN-WERTE

Heute wird zur Beurteilung der Säureausscheidungen bei der Nahrungsmittelverarbeitung hauptsächlich die PRAL-Liste verwendet. Sie wurde vom IPEV Institut für Prävention und Ernährung, D-85737 Ismaning erstellt und beruht auf den Grunddaten des Bundeslebensmittelschlüssels.

Säure-Basen-Wert (SBW) von Elisabeth Metz-Melchior

Die Werte, in der von mir erstellten Liste der Säure-Basen-Werte (SBW), wurden anhand der PRAL-Formel von Remer und Manz berechnet. Ich habe die Daten zur Berechnung der Formel dem Buch »Die Nährwerttabelle« von Heseker/Heseker entnommen. Deren Daten zu den Mineralien und dem Eiweißgehalt der Lebensmittel entstammen unterschiedlichen Quellen, jedoch meist aus dem Bundeslebensmittelschlüssel (https://blsdb.de/).

Zwischen den einzelnen Werten gibt es zum Teil Abweichungen. Diese lassen sich nicht vermeiden, da die Untersuchungsergebnisse der einzelnen Lebensmittel aus unterschiedlichen Laboren stammen. Lebensmittel stammen aus verschiedenen Produktionen, die sich allein durch deren Herkunft, Anbauversion und Bodenverhältnisse unterscheiden. Daher ist der PRAL-Wert ebenso wie der SBW nicht absolut zu sehen und kann nur zu einer grundlegenden Einschätzung der Säure- und Basenreaktion im Körper dienen. Da für die Berechnung nur wenige Inhaltsstoffe der Lebensmittel verwendet werden, bleiben einige, die durchaus einen Einfluss auf den

Säure-Basen-Haushalt haben außer Acht; dies ist z.B. das Purin im Spargel, das im Körper zu Harnsäure abgebaut wird oder die Oxalsäure im Spinat. **Diese Lebensmittel sind in der SBW-Liste gesondert gekennzeichnet.**

Wie in der PRAL-Liste gibt der Zahlenwert in meq/100 g an, ob das jeweilige Nahrungsmittel einen basischen (blau geschrieben), säuernden (rot geschrieben) oder neutralen (N) Effekt auf den Säure-Basen-Haushalt hat.

- **WEISSER ZUCKER** Fatalerweise muss der weiße Zucker als neutral eingestuft werden. Da kein Eiweiß und kein Schwefel darin enthalten sind, wird er in der PRAL als neutral eingestuft, dabei bleibt unberücksichtigt, dass zu seiner Verstoffwechslung im Körper viel Calcium und Magnesium verbraucht wird. Er führt langfristig zur Diabetes, behindert die Zellen in der Aufnahme von wertvollen Nährstoffen und macht süchtig. Wenn also laut Liste ein Nahrungsmittel basisch ist, das jedoch viel Zucker enthält, ist es als schädigend für den Körper zu betrachten. **Diese Lebensmittel sind gesondert gekennzeichnet.**

- **ALKOHOLIKA** Ähnlich dem Zucker enthalten alkoholische Getränke kein Eiweiß und meist keinen Schwefel, sodass u. a. Bier und Wein teilweise als basisch eingestuft sind. Auch wenn Alkohol in kleinen Mengen bei unregelmäßigem Trinken ein Genuss oder gar Heilmittel (z. B. Medizinalwein nach Hildegard von Bingen) sein kann, sollte die schädigende Wirkung regelmäßig und in größeren Mengen genossenen Alkohols auf den Organismus berücksichtigt werden.

- **FERTIGPRODUKTE** Sie sind industriell verarbeitet und verlieren bei dieser Produktion ihre eigenen Vitamine, Enzyme und Mineralien. Diese werden dann künstlich zugeführt und sind für den Körper schwerer zu verarbeiten, da sie aus dem natürlichen Kontext gelöst sind. Zusätzlich werden Farb- und Konservierungsstoffe zugefügt, die der Gesundheit abträglich sind.

	PRAL 1	PROTEIN	PHOSPHOR	KALIUM	MAGNESIUM	KALZIUM	SBW WERT***
GEMÜSE UND SALATE							
Aubergine		1	20	200	15	10	-3,49
Artischocken		2	130	350	25	55	-2,93
Auberginen	-3,4	1	20	200	15	10	-3,49
Bambussprossen		2	55	470	3	15	-7,13
Bambussprossen, Konserve		2	45	225	3	20	-2,42
Blumenkohl	-4,0	3	50	280	15	20	-3,21
Bohnen, grün	-3,1	2	35	225	25	65	-3,95
Bohnen, weiß		21	415	1340	140	115	-7,63
Bohnen, weiß, Konserve		9	180	470	60	60	-1,14
Bohnen, dicke		7	95	360	40	25	-1,98
Bohnen, dicke, mit Salz und Fett		12	175	370	75	40	2,12
Brennnessel		7	140	475	80	710	-12,68
Broccoli	-1,2	4	60	260	20	60	-2,58
Chicorée	-2,0	1	25	200	15	25	-3,50
Eichblattsalat		1	30	225	10	35	-3,84
Eisbergsalat	-1,6	1	20	175	5	20	-2,84
Endivien		2	55	230	10	55	-2,79
Erbsen, grün	1,2	7	120	250	35	25	1,39
Erbsen, grün, mit Salz und Fett		6	120	250	35	25	0,89
Erbsen, getrocknet		23	375	990	120	50	0,58
Essiggurken	-1,6	1	25	125	10	25	-1,80
Feldsalat	-5,0	2	50	420	10	35	-6,71
Fenchel	-7,9	1	50	395	10	40	-6,74
Fenchel, zubereitet		2	70	350	10	65	-4,89
Fenchelkraut, grün		2	50	495	50	110	-10,30
Grünkohl	-7,8	4	90	450	30	210	-7,67
Grünkohl, zubereitet		4	60	175	15	130	-1,58
Gurken	-0,8	1	15	165	8	15	-2,82

	PRAL 1	PROTEIN	PHOSPHOR	KALIUM	MAGNESIUM	KALZIUM	SBW WERT***
Gewürzgurke		1	15	165	8	15	-2,82
Kaiserschoten		3	55	200	25	60	-2,13
Karotten, gekocht		1	25	200	10	25	-3,37
Karotten, junge	-4,9	1	35	330	15	35	-5,99
Kartoffelmehl		1	7	15	7	35	-0,20
Kartoffeln, roh	-4,0	2	50	415	60	6	-7,52
Pellkartoffel		2	50	410	25	10	-6,56
Bratkartoffel mit Fett		3	65	550	30	10	-8,59
Kartoffelpüree		2	45	330	20	30	-5,20
Gnocchi		4	45	125	10	15	0,55
Klöße aus gekochten Kartoffeln		3	40	200	15	10	-1,77
Kroketten		4	60	285	20	30	-2,72
Pommes frites, fritiert		4	100	860	40	20	-13,70
Pommes frites, Backofen		4	95	800	35	20	-12,50
Kartoffelpuffer		3	50	380	25	15	-5,51
Kichererbsen		19	330	800	125	125	-0,16
Kichererbsen, Konserve		7	80	30	45	60	3,81
Kichererbse, zub. mit Salz und Fett		9	165	275	60	50	2,53
Kidneybohnen		22	410	1370	150	100	-8,02
Knoblauch	-1,7	6	135	530	35	40	-4,63
Kohlrabi	-5,5	2	50	320	45	60	-5,84
Kohlrabi, mit Salz und Fett		2	50	220	30	60	-3,35
Kopfsalat, 4 Sorten B -2,5	-2,5	1	25	175	8	20	-2,73
Kresse		4	40	550	40	215	-11,95
Kürbis		1	45	305	10	20	-4,77
Kürbis, zub. mit Salz und Fett		1	45	275	10	25	-4,21
Lauch (Porree)	-1,8	2	50	280	15	65	-4,29
Lauch, zubereitet		2	35	165	10	45	-2,04
Linsen, gekocht		6	110	210	40	25	1,24
Linsen, grün und braun, getrocknet	3,5	24	410	840	130	70	5,00

	PRAL 1	PROTEIN	PHOSPHOR	KALIUM	MAGNESIUM	KALZIUM	SBW WERT***
Linsensprossen		5	85	115	15	5	2,73
Löwenzahn		3	65	500	37	170	-9,80
Mangold		2	40	375	80	100	-8,80
Melde		3	35	540	105	190	-13,78
Paprikaschoten	-1,4	1	30	260	15	10	-4,38
Paprika, grün		1	20	175	10	10	-2,84
Pastinaken		1	80	520	25	50	-8,77
Peperoni		2	40	440	20	15	-7,50
Petersilienwurzel		3	60	400	25	40	-5,88
Portulak		1	35	390	150	95	-11,54
Radieschen	-3,7	1	20	240	10	25	-4,40
Radicchio		1	25	240	10	40	-4,41
Rettich		1	35	450	20	40	-8,71
Rosenkohl		4	85	470	20	25	-5,61
Rote Bete		2	45	410	20	15	-6,68
Rote Bete, Konserve		1	35	215	15	20	-3,38
Rotkohl		2	30	240	15	35	-3,80
Rotkohl, zub. mit Salz und Fett		1	20	115	10	20	-1,71
Rucola		2	65	370	35	160	-7,38
Sauerampfer		3	50	290	30	60	-4,33
Sauerkraut, roh		2	45	390	15	15	-6,13
Sauerkraut, zubereitet		1	25	100	7	20	-1,13
Schwarzwurzel		1	75	320	25	55	-4,82
Sojabohnen		35	550	1800	220	200	-8,62
Sojasprossen		6	75	235	20	30	-0,13
Sojasprossen, Konserve		5	65	115	10	35	1,73
Spargel		2	45	200	15	25	-2,27
Spinat		3	45	550	60	120	-11,54
Spinat, zubereitet		3	45	300	40	125	-5,83
Rahmspinat		3	60	430	50	125	-8,27

	PRAL 1	PROTEIN	PHOSPHOR	KALIUM	MAGNESIUM	KALZIUM	SBW WERT***
Spitzkohl		2	30	250	10	50	-4,07
Steckrübe		1	30	230	10	50	-4,14
Stielmus		2	45	400	10	100	-7,32
Süßkartoffel		2	40	360	20	20	-5,88
Süßkartoffel, gegart		2	40	325	20	20	-5,15
Tomate		1	20	235	10	10	-4,10
Tomate, Konserve		1	10	185	15	25	-3,74
Tomatenmark		2	35	1160	30	60	-23,65
Weiße Rübe		1	35	270	15	45	-4,86
Weißkohl		1	35	270	15	45	-4,86
Weißkohl, zub. mit Salz und Fett		1	30	175	10	15	-2,53
Wirsing		3	55	235	10	65	-2,54
Rahmwirsing		2	50	115	10	60	-0,63
Zucchini		2	30	175	20	25	-2,43
Zwiebel		1	30	160	10	20	-2,28
Zwiebel, gebraten mit Fett		1	35	180	10	25	-2,58
Zwiebel, getrocknet		11	240	1040	80	160	-11,73
Schalotte		2	60	335	5	40	-4,49
PILZE	-1,4						
Austernpilz		2	65	255	15	10	-2,49
Butterpilz		2	70	190	6	25	-0,90
Champignon		3	130	390	15	10	-2,43
Champignons, Konserve		3	70	110	15	20	1,10
Morchel		2	160	390	15	10	-1,81
Pfifferling		2	55	330	15	4	-4,36
Steinpilz		4	85	330	10	4	-2,14
Sterinpilz, getrocknet			640	2000	90	35	-21,12
Trüffel		8	60	525	25	25	-5,86

	PRAL 1	PROTEIN	PHOSPHOR	KALIUM	MAGNESIUM	KALZIUM	SBW WERT***
KRÄUTER, SPROSSEN UND NAHRUNGSERGÄNZUN							
Alfalfagras und -sprossen		4	70	80	25	30	1,83
Linsensprossen		5	85	115	15	5	2,73
Sojasprossen		6	75	235	20	30	-0,13
Bärlauch		0	50	330	20	75	-6,58
Basilikum	-7,3	3	40	300	10	250	-6,86
Bohnenkraut		1	25	170	60	350	-8,27
Borretsch		2	65	470	35	90	-8,57
Brunnenkresse		2	65	275	35	180	-5,64
Dill		4	85	650	30	230	-12,32
Estragon		3	45	450	50	170	-9,83
Ingwer		1	30	415	45	20	-8,55
Kresse		4	40	550	40	215	-11,95
Meerrettich		3	90	630	40	95	-10,71
Oregano		2	40	330	40	50	-6,16
Petersilie	-12,0	4	90	810	45	180	-15,23
Rosmarin		1	10	155	35	210	-6,04
Salbei		2	15	175	70	265	-7,41
Schnittlauch	-5,3	4	75	435	45	130	-7,26
Spirulina		6	10	125	2	10	0,50
Thymian		1	30	130	35	305	-6,01
Zitronenmelisse		4	50	400	30	150	-7,32
FRÜCHTE							
Ananas	-2,7	0	9	180	15	15	-4,03
Äpfel	-2,2		10	120	5	5	-2,35
Apfelmus o. Zucker	-0,0	0	7	55	5	6	-1,10
Aprikosen	-4,8	1	20	280	9	15	-5,08
Aprikosen, getrocknet		5	115	1370	50	80	-24,41

	PRAL 1	PROTEIN	PHOSPHOR	KALIUM	MAGNESIUM	KALZIUM	SBW WERT***
Aprikosen, Konserve		0	15	170	10	10	-3,41
Avocado		2	40	490	30	10	-8,74
Backobst gemischt		2	55	650	50	50	-12,59
Bananen	-5,5	1	20	370	30	7	-7,41
Bananen, getrocknet		4	70	1200	100	20	-23,51
Birnen	-2,9	1	10	115	10	7	-1,91
Birnen, getrocknet		2	55	385	35	50	-6,63
Birnen, Konserve		0	4	65	4	7	-1,41
Brombeere		1	30	190	30	45	-3,76
Cherimoya		2	30	250	25	15	-4,01
Clementine		1	20	180	10	35	-3,27
Cranberry		0	10	90	7	15	-1,90
Cranberry, getrocknet		0	20	260	10	15	-5,18
Datteln		2	60	650	50	65	-12,60
Datteln, getrocknet		2	55	650	50	55	-12,65
Erdbeere	-2,2	1	25	160	15	20	-2,60
Feigen		1	30	250	20	55	-4,89
Feigen getrocknet		4	110	850	70	190	-16,11
Granatapfel		1	15	220	8	3	-3,82
Grapefruit	-3,5	1	15	140	10	25	-2,48
Guave		1	30	290	15	15	-5,08
Heidelbeeren		1	15	80	10	2	-0,92
Heidelbeeren, Konserve		1	25	75	5	20	-0,55
Himbeeren		1	45	200	30	40	-3,35
Honigmelone		1	25	310	15	15	-5,68
Jackfrucht		1	40	410	35	25	-7,88
Johannisbeeren, rot		1	25	210	15	30	-3,78
Johannisbeeren, schwarz	-6,5	1	40	290	15	45	-5,10
Kaki		1	25	180	8	8	-2,68
Kaktusfeige		1	25	90	30	85	-2,36

	PRAL 1	PROTEIN	PHOSPHOR	KALIUM	MAGNESIUM	KALZIUM	SBW WERT***
Kapstachelbeere/Physialis		2	40	170	8	10	-1,45
Kirschen, sauer	-3,6	1	20	115	8	20	-1,65
Kirschen, süß		1	25	230	15	15	-4,00
Kirschen, Konserve, ungesüßt		1	10	60	5	5	-0,60
Kiwi	-4,1	1	30	320	25	40	-6,29
Litschi		1	35	190	10	10	-2,50
Limetten		1	10	80	15	15	-1,41
Mandarinen		1	20	150	10	35	-2,54
Mandarinen, Konserve		1	10	70	6	20	-1,03
Mango	-3,3	1	15	170	20	10	-3,18
Mango, getrocknet		3	65	835	90	60	-16,78
Maulbeere		1	40	195	20	40	-3,17
Mirabellen		1	35	230	15	10	-3,57
Oliven, schwarz		2	50	40	20	150	-0,48
Oliven, grün		1	15	45	20	95	-1,66
Orangen	-2,7	1	25	165	40	15	-3,29
Papaya		1	15	190	40	20	-4,25
Passionsfrucht		2	60	270	30	15	-3,45
Pfirsiche	-2,4	1	20	190	9	6	-3,07
Pfirsiche, Konserve		0	15	130	5	4	-2,36
Pflaumen		1	15	160	7	15	-2,69
Pflaumen, getrocknet		1	70	825	30	40	-15,55
Pflaumen, Konserve		0	20	150	10	15	-2,87
Preiselbeeren		0	10	80	6	15	-1,65
Quitte		0	20	185	8	10	-3,48
Rhabarber		1	20	290	10	65	-5,97
Rosinen	-21,0	2	110	780	15	30	-12,11
Stachelbeeren		1	30	200	15	30	-3,38
Wassermelonen	-1,9	1	10	140	9	7	-2,41
Weintrauben, weiß	-3,9	1	20	190	9	20	-3,25

	PRAL 1	PROTEIN	PHOSPHOR	KALIUM	MAGNESIUM	KALZIUM	SBW WERT***
Weintrauben, rot		1	20	200	7	10	-3,28
Zitronen	-2,6	1	15	170	30	10	-3,44
Zitronensaft		0	10	140	10	10	-2,96
FLEISCH UND WURST							
Bierschinken	8,3	16	260	330	15	10	10,01
Blutwurst *****		16	60	60	10	15	8,35
Bockwurst		13	70	90	10	10	6,68
Bratwurst, fein		16	110	250	20	10	6,01
Bratwurst, grob		15		155	190	15	15,00
Bünder/Rauchfleisch		17	160	275	25	25	7,50
Cabanossi		15	90	205	15	15	5,79
Cervelatwurst	8,9	20	155	300	10	25	5,79
Corned Beef, in Dosen	13,2	20	155	300	10	25	8,65
Currybratwurst		12	100	210	15	10	4,65
Fleischkäse, gebraten		20	190	300	25	15	9,69
Fleischwurst	7,0	12	140	180	15	15	6,70
Frankfurter Würstchen	6,7	19	170	305	20	15	8,48
Gänseleberpastete		19	265	275	25	20	12,43
Geflügelmortadella		13	190	230	10	15	8,12
Gyros		23	150	310	25	10	9,53
Jagdwurst	7,2	15	145	260	20	10	6,61
Kasseler		29	350	490	30	35	15,64
Knoblauchwurst, gebrüht		15	90	200	15	15	5,90
Lachsschinken		25	140	290	25	20	10,43
Landjäger		25	140	290	25	20	10,43
Leberpastete		14	190	170	15	10	9,80
Leberwurst, Bauernart		18	190	240	20	15	10,10
Leberwurst, fein	10,6	16	210	245	20	10	9,82
Leberwurst, grob		14	155	140	20	40	8,62

	PRAL 1	PROTEIN	PHOSPHOR	KALIUM	MAGNESIUM	KALZIUM	SBW WERT**
Leberwurst, Kalb		13	205	225	15	10	8,71
Mettwurst, luftgetrocknet		20	145	310	25	15	7,81
Mortadella		12	145	205	20	40	5,90
Pfälzer Saumagen		17	140	440	30	15	3,30
Putenbrust		23	300	430	25	10	12,56
Putensalami		29	240	435	30	25	12,85
Rindsbratwurst		19	170	305	20	15	8,48
Salami, deutsche	11,6	20	170	220	40	35	9,98
Schinken, gekocht		22	135	270	25	15	9,26
Schinken, roh, geräuchert		26	220	430	25	30	10,81
Speck, durchwachsen		16	210	140	20	10	12,02
Speck, geräuchert		9	110	225	20	10	3,11
Teewurst		12	165	225	10	10	6,87
Münchener Weißwurst		12	155	120	10	20	8,58
Wiener Würstchen	7,7	13	170	205	20	15	7,64
Zungenwurst		17	110	215	15	15	7,30
Zwiebelwurst		11	55	160	15	15	3,48
Ente, Brust	8,4	20	200	290	20	10	10,46
Ente, Fleisch mit Haut	4,1	18	195	270	20	15	9,65
Ente, Leber		19	270	240	25	10	13,48
Fasan		24	245	315	25	20	13,30
Gans, Fleisch mit Haut		16	180	420	25	10	4,90
Gans, Keule	13,0	22	230	420	25	10	9,59
Hähnchen, Flügel gegrillt		18	110	135	20	15	9,34
Hähnchen, gegrillt		21	145	225	15	15	10,35
Hähnchen, Keule gebraten		20	180	230	30	15	10,56
Hähnchen, Schnitzel paniert		16	150	215	20	25	8,03
Hase		22	210	265	25	15	12,14
Hirsch		21	190	295	20	10	10,48
Huhn, Fleisch mit Haut	8,7	18	190	250	30	15	9,53

	PRAL 1	PROTEIN	PHOSPHOR	KALIUM	MAGNESIUM	KALZIUM	SBW WERT***
Huhn, Leber		22	240	220	20	15	14,33
Huhn, Suppenhuhn	18,0	18	180	350	30	10	12,37
Kalb, Fleisch, mager		21	190	395	20	10	8,38
Kalb, Geschnetzeltes		9	115	205	15	20	3,71
Kalb, Haxe, gegrillt		17	135	215	15	15	8,23
Kalb, Leber	14,2	15	310	320	20	9	11,46
Kalb, Rücken	9,0	21	195	370	15	15	9,15
Kaninchen (Muskelfleisch)	19,0	21	225	380	30	15	9,66
Lamm, Fleisch, Brust		12	155	295	20	9	4,78
Lamm, Keule, mager	7,6	18	215	380	25	10	8,02
Lamm, Kotelett		15	140	345	20	9	4,65
Lamm, Rücken		19	140	295	20	9	7,66
Perlhuhn		23	180	350	30	10	9,67
Pferdefleisch		21	185	330	25	15	9,36
Pute, Brust		24	200	330	20	15	11,52
Pute, Keule		20	200	280	15	15	10,74
Pute, Leber		21	280	250	15	5	14,95
Pute, Schnitzel, natur gebraten		24	180	280	20	15	11,83
Pute, Truthahn, Fleisch mager	9,9	22	240	315	30	25	11,94
Reh, Keule		21	220	310	30	5	11,08
Reh, Rücken		22	220	340	30	25	10,68
Rind, Filet		21	165	340	20	3	8,70
Rind, Fleisch, mager	7,8	22	195	355	25	5	9,83
Rind, Fleisch, mittelfett		21	150	315	20	5	8,64
Rind, Leber	15,4	19	360	290	15	7	16,06
Rind, Rumpsteak	8,8	22	155	355	25	3	8,37
Rind, Tatar		22	190	390	20	10	8,97
Rind, Zunge		16	230	255	10	9	10,62
Rind/Schwein, Hack halb/halb		20	190	200	30	20	11,59
Schwein, Bauch, gegrillt		21	180	210	25	10	11,76

	PRAL 1	PROTEIN	PHOSPHOR	KALIUM	MAGNESIUM	KALZIUM	SBW WERT***
Schwein, Filet		22	175	350	25	5	9,19
Schwein, Fleisch, mager	7,9	22	170	290	20	9	10,34
Schwein, Fleisch, mittelfett		20	190	380	25	5	8,14
Schwein, Hackfleisch		20	190	390	20	9	8,00
Schwein, Haxe, gegrillt		26	180	210	25	10	14,21
Schwein, Kasseler gegrillt		23	270	390	20	5	12,49
Schwein, Kotelett		22	150	315	25	10	8,94
Schwein, Kotelett, paniert		16	180	370	30	20	5,69
Schwein, Leber	15,7	21	430	370	25	8	17,68
Schwein, Niere		17	260	240	20	7	12,30
Schwein, Rippchen, gekocht		17	125	240	30	30	6,75
Schwein, Schnitzel, natur		22	185	375	25	5	9,04
Schwein, Schnitzel, natur gebraten		28	205	330	30	10	13,47
Schwein, Schnitzel, paniert		23	185	280	30	15	11,26
Schwein, Speck		4	15	15	5	2	2,04
Strauß		22	220	320	20	5	11,62
Taube, Fleisch mit Haut		21	400	410	35	15	15,38
Wachtel, Fleisch mit Haut		22	180	280	30	15	10,59
Wildente		12	170	250	20	15	6,21
Wildschwein		20	190	300	20	10	9,88
Ziege		20	190	300	20	10	9,88
FISCH UND MEERESFRÜCHTE							
Aal, geräuchert	11,0	15	335	280	25	15	13,02
Brasse	17,0	17	245	475	50	50	5,47
Dornhai		13	210	22	25	5	12,96
Forelle	10,8	20	245	375	25	10	10,21
Forellenfilet, geräuchert		1,1	230	310	25	15	1,69
Hai		21	210	160	50	35	12,95
Hecht		18	240	315	30	30	9,92

	PRAL 1	PROTEIN	PHOSPHOR	KALIUM	MAGNESIUM	KALZIUM	SBW WERT***
Heilbutt, weiß	7,8	20	200	445	30	15	6,88
Heilbutt, schwarz		13	150	245	20	20	6,00
Hering	7,0	18	250	360	30	35	9,28
Brathering		2,2	240	185	40	35	4,58
Matjeshering	8,0	14	205	395	40	60	4,33
Heringsfilet in Tomatensauce		7	100	200	15	20	2,28
Heringssalat mit saurer Sahne		5	70	300	20	30	-2,17
Kabeljaufilet	7,1	18	195	350	30	25	7,58
Karpfen	7,9	18	250	400	55	65	7,40
Lachs	9,4	20	240	330	25	15	10,91
Lachs, Konserve in Öl		19	725	285	80	20	27,81
Lachs, geräuchert		21	220	330	25	20	10,59
Makrele		19	245	380	30	10	9,49
Makrele, geräuchert		3,4	200	310	10	35	1,84
Merlan		21	190	300	30	40	9,72
Pangasius		15	150	240	20	10	7,21
Rotbarsch	10,0	18	200	310	30	20	8,67
Sardelle		20	230	280	40	80	10,35
Sardelle, gesalzen in Öl		18	220	240	45	105	9,39
Sardine		19	250	420	25	85	7,99
Sardinen in Öl	13,5	24	430	390	50	330	13,89
Schellfisch	6,8	18	180	300	25	20	8,27
Scholle		17	200	310	20	60	7,92
Scholle, paniert		15	175	270	20	65	6,79
Schwertfisch		19	500	340	20	10	20,02
Seehecht		17	140	295	25	40	6,15
Seelachs		17	300	330	25	15	11,66
Seelachs in Öl		20	240	55	25	30	16,49
Seeteufel /geangelt		15	220	235	30	20	9,52
Seezunge	7,4	18	195	310	50	30	7,84

	PRAL 1	PROTEIN	PHOSPHOR	KALIUM	MAGNESIUM	KALZIUM	SBW WERT***
Sprotte, geräuchert		19	210	590	20	1700	-17,93
Steinbeißer-Katfisch		16	180	280	25	20	7,71
Thunfisch		22	200	360	50	40	8,30
Thunfisch, Konserve in Öl, abgetr.		24	395	250	35	10	20,09
Tintenfisch		16	140	270	30	25	6,25
Tintenfisch in Bierteig ausgebacken		15	125	225	30	25	6,15
Zander	7,1	19	195	390	50	50	6,39
KRUSTEN- UND SCHALENTIERE							
Austern		9	155	185	30	80	4,14
Flusskrebs		15	225	255	25	45	9,09
Hummer, ausgelöst		16	235	220	25	60	10,49
Jacobsmuschel		11	150	310	50	70	2,22
Garnele	18,2	19	225	230	65	90	9,95
Krabben	15,5	19	225	265	70	90	9,08
Languste/Scampi		17	215	500	20	70	4,36
Miesmuscheln	15,3	11	200	285	30	25	5,70
Shrimps	7,6	19	210	240	65	100	9,05
MILCHPRODUKTE							
Kuhmilch 3,5 % Fett		3	90	155	10	120	-0,28
Kuhmilch 1,5 % Fett		3	90	155	10	120	-0,28
Kuhmilch, entrahmt, 0,3 % Fett		3	90	150	15	125	-0,37
Vollmilch, pasteurisiert und sterilisiert	0,7						
Buttermilch	0,5	4	90	145	15	110	0,42
Schafsmilch		5	140	170	20	200	0,94
Stutenmilch		2	55	65	9	110	-0,01
Ziegenmilch		4	110	180	10	125	0,35
Ayran		2	45	75	7	65	0,04

	PRAL 1	PROTEIN	PHOSPHOR	KALIUM	MAGNESIUM	KALZIUM	SBW WERT***
Blauschimmelkäse 50 % Fett	22,0		360	120	25	540	3,13
Butterkäse (50 % Fett i. Tr.)	13,2						
Brie 40 % Fett		24	400	200	20	400	16,64
Camembert	14,6	21	350	110	15	570	13,13
Cheddar, reduzierter Fettgehalt	26,4	25	470	100	30	700	17,66
Creme fraiche 30 % Fett		2	70	120	1	75	0,05
Dickmilch 3,5 % Fett		3	100	150	10	120	0,20
Dickmilch 3,5 % Fett mit Frucht		3	85	135	10	105	0,16
Edamer 40 % fett		26	500	105	30	800	17,86
Edamer	19,4	26	570	95	35	800	20,53
Emmentaler (45 % Fett i. Tr.)	21,1						
Frischkäse	0,9						
Frischkäse 10 % Fett		13	175	130	10	90	8,69
Frischkäse 30 % Fett		12	180	120	10	100	8,46
Frischkäse 10 % Fett mit Kräutern		16	190	130	10	120	10,32
Frischkäse Doppelrahmstufe		11	135	95	7	80	7,17
Fruchtjoghurt aus Vollmilch*	-1,2	4	95	150	95	125	-1,77
Fruchtzwerge		7	150	110	8	240	3,34
Gorgonzola		19	360	260	20	610	8,72
Gouda 40 % Fett	18,6	25	650	120	30	960	20,52
Gouda 60 % Fett		20	650	125	30	960	17,97
Hartkäse, Wert von 4 Sorten	19,2						
Allgäuer Hartkäse 50 % Fett		27	540	80	30	740	21,13
Hüttenkäse, Vollfettstufe	8,7	12	150	90	8	95	8,10
Kefir 3,5 % Fett		3	90	160	15	120	-0,51
Kefir mit Früchten		3	75	145	15	105	-0,56
Kakaotrunk 3,5 % Fett		3	100	165	30	100	-0,38
Kondensmilch 4 % Fett	1,1	8	220	330	25	260	1,10
Kondensmilch 10 % Fett		9	250	420	35	320	-0,23
Molke, sauer	-1,6	1	50	140	1	100	-1,93

	PRAL 1	PROTEIN	PHOSPHOR	KALIUM	MAGNESIUM	KALZIUM	SBW WERT**
Molke, süss		1	40	130	1	70	-1 70
Mozzarella 20 % Fett		12	150	85	8	95	8 20
Milchpulver aus Vollmilch		25	715	1160	90	1060	-1 78
Naturjoghurt, Vollmilch 3,5 % Fett		4	90	160	10	120	0 11
Naturjoghurt, Vollmilch 1,5 % Fett	1,5	4	90	150	10	115	0 38
Parmesan 45 % Fett		31	870	175	45	1175	27 26
Provolone		26	575	120	30	880	19 28
Quark Magerstufe 10 % Fett		13	160	95	10	90	8 87
Quark 20 % Fett		12	165	90	10	120	8 28
Früchtequark 20 % Fett		6	85	130	10	60	2 32
Früchtequark 10 % Fett		5	95	145	10	70	1 75
Kräuterquark 30 % Fett		8	150	210	15	130	2 98
Kräuterquark 60 % Fett		9	270	100	15	275	8 34
Sahne, frisch, sauer	1,2	3	90	140	10	110	0 17
Sahne, frisch, süß, 30 % Fett	1,2	3	65	110	10	80	0 27
Sahne 40 % Fett		3,6	60	95	7	70	0 90
Schafskäse 45 % Fett / Feta		16	220	60	20	250	10 95
Scheiblettenkäse 45 % Fett		17	800	150	45	600	25 81
Schmelzkäse, natur	28,7	15	900	200	30	600	27 87
Schmand 20 % Fett		3	80	130	10	100	0 14
Tilsiter 40 % Fett		25	550	100	40	800	19 06
Weichkäse, Vollfettstufe	4,3						0 00
Ziegenschnittkäse 45 % Fett		25	410	70	30	690	16 20
Ziegenweichkäse		20	400	150	20	400	15 73
EIER							0 00
Entenei		13	180	150	15	65	8 65
Hühnerei, roh, ohne Schale	8,2	13	215	145	10	55	10 31
Hühnereigelb, roh	23,4	16	590	140	15	140	24 52
Hühnerei, Eiklar, roh	1,1	11	20	155	10	10	2 49

	PRAL 1	PROTEIN	PHOSPHOR	KALIUM	MAGNESIUM	KALZIUM	SBW WERT***
Rührei		12	200	150	10	65	9,03
Spiegelei		13	200	140	10	50	9,92
Trockenvollei		46	760	490	45	190	36,73
Wachtelei		13	225	130	15	65	10,73
GETREIDE, GRÄSER MIT ZUBEREITUNGEN							
Amaranth (Samen)	7,5	16	580	485	310	215	8,26
Buchweizen (ganzes Korn)		10	320	390	140	20	4,65
Buchweizen, Mehl		11	260	680	50	30	-0,96
Buchweizen, Grütze		8	150	220	50	10	3,42
Dinkel (Grünkern-Vollkorn)	8,8	17	420	415	135	25	11,32
Dinkelmehl, Typ 630		12	115	135	30	10	6,39
Dinkelmehl, Vollkorn		13	385	380	115	25	9,32
Gerste (ganzes Korn)	5,0						
Gerste, Vollkornmehl		10	340	445	115	40	4,63
Gerste, Graupen		10	210	270	65	20	5,05
Hafer		11	340	355	130	80	6,10
Haferflocken	10,7	13	430	400	130	45	9,92
Hafer, Drink		1				120	-1,07
Hirse (ganzes Korn), geschält	8,6	11	275	170	125	10	8,62
Hirsemehl,							0,00
Mais (ganzes Korn)	3,8	8	210	270	90	8	3,58
Maismehl,		8	256	120	50	20	9,31
Maisgrieß/Polenta		9	70	80	4	20	4,96
Maistärke		0	30	7	2	10	0,78
Mehrkornbrot		7	235	325	70	30	3,09
Pumpernickel	4,2	7	145	190	55	25	3,05
Quinoa		15	330	805	275	80	-5,54
Reis, geschält	4,6	7	110	110	30	6	4,33
Reis, geschält, gekocht	1,7	2	40	45	10	10	1,13

	PRAL 1	PROTEIN	PHOSPHOR	KALIUM	MAGNESIUM	KALZIUM	SBW WERT***
Reis, Vollkorn,	12,5						
Reis, Vollkorn, gekocht		3	100	75	40	6	2,48
Reis, Mehl		7	90	100	20	7	4,05
Reis, Drink		1	55	25	10	120	0,18
Roggen, ganzes Korn		9	340	510	90	35	3,49
Roggenbrot	4,1						
Roggen, Schrot, Typ 1700/Vollkorn	5,9	11	355	500	95	35	5,10
Roggen, Knäckebrot	3,3	9	320	510	110	50	2,03
Roggen, Mehl, Typ 815	4,4	7	125	170	25	20	3,58
Roggen, Mischbrot	4,0	7	140	185	30	50	3,30
Roggen, Vollkornbrot		7	200	290	55	35	2,86
Toastbrot, Weizen		8	90	130	25	60	3,09
Toastbrot, Vollkorn		8	250	350	65	40	3,61
Toastbrot, Roggen		8	190	280	45	40	3,38
Vollkornbrot, Sonnenblumenkerne		9	240	330	75	40	3,89
Weißbrot	3,7	8	90	130	25	60	3,09
Weizen, ganzes Korn		11	340	380	100	35	6,94
Weizen, Mehl, Typ unbekannt	6,9						
Weizen, Mehl, Typ 405		11	75	110	15	15	5,27
Weizen, Vollkornmehl	8,2	12	350	390	130	25	6,94
Weizen, Flocken		11	340	380	100	35	6,94
Weizen, Grieß		10	90	110	30	15	4,95
Weizen, Keime		28	1000	1050	290	50	20,48
Weizen, Kleie		16	1140	1350	480	65	8,35
Weizen, Stärke	5,3	0	20	15	4	0	0,32
Weizenvollkornbrot	5,3	8	205	210	60	30	5,15
Weizenmischbrot	3,8	7	210	270	65	25	3,52
Weizenschrotbrot		8	210	270	65	25	4,01
Wildreis		15	430	425	175	20	9,53

	PRAL 1	PROTEIN	PHOSPHOR	KALIUM	MAGNESIUM	KALZIUM	SBW WERT***
BACKWAREN UND TEIGWAREN							
Zwieback	5,9	10	130	160	15	40	5,44
Zwieback, Vollkorn		14	450	700	180	75	3,16
Grisini		8	225	275	70	100	3,35
Grahambrot	7,2	8	240	210	40	40	6,83
Fladenbrot, Roggenmehl		5	140	170	45	25	2,57
Fladenbrot, Weizenmehl - Pita		8	90	130	25	60	3,09
Brötchen, Weizen		9	100	130	30	25	4,28
Brötchen, Sesam-Mohn		9	130	165	10	130	3,81
Brötchen, mit Rosinen		9	95	195	25	65	2,34
Brötchen, Roggen		10	160	160	40	120	4,86
Brötchen, Vollkorn		8	245	260	90	45	4,60
Bröt., Vollk., Sonnenblumenkerne		9	265	285	100	30	5,24
Cornflakes	6,0	7	60	120	15	15	2,55
Cornflakes, mit Honig, vitaminiert		8	150	200	40	20	3,97
Cornflakes mit Milch und Zucker		4	75	120	10	80	0,91
Croissant		7	110	145	20	50	3,29
Croissant mit Schokolade		9	150	265	35	75	2,51
Frischkornbrei m. Joghurt und Obst		2	65	120	15	40	-0,05
Getreideflocken mit Milch und Obst		3	85	180	20	80	-0,73
Getreideflocken		13	326	380	120	15	7,14
Haferflakes		10	310	325	95	50	6,43
Mehrkornflocken mit Honig		10	320	410	100	30	5,14
Mehrkornflocken, Dickmilch+ Obst		5	105	170	25	50	1,47
Müsli, mit Nüssen		12	350	450	110	90	5,35
Müsli, mit Vollkorn		12	340	450	120	100	4,59
Müsli, mit Trockenfrüchten		9	275	520	121	68	-0,37
Müsli, mit Schokolade		10	270	405	125	65	2,29
Müsli mit Milch 3,5 % Fett		5	135	215	35	100	0,72

	PRAL 1	PROTEIN	PHOSPHOR	KALIUM	MAGNESIUM	KALZIUM	SBW WERT***
Müsli mit Milch, Honig und Obst		2	45	195	30	15	-2,43
Müsli, Bircher mit Sahne		2	55	175	20	35	-1,64
NUDELN UND TEIGWAREN							
Spaghetti, ohne Ei	6,5	12	165	200	55	20	6,10
Nudeln, ohne Ei, gekocht		5	65	50	20	10	3,16
Spätzle	9,4						
Vollkornnudeln	7,3						
Vollkornnudeln, mit Ei		12	380	350	125	45	8,76
Vollkornnudeln, gekocht		5	150	140	45	20	3,63
Eiernudeln	6,4	13	150	220	40	25	5,94
Eiernudeln, gekocht		4	60	50	30	10	2,22
Eirnudeln, mit hohem Eigehalt		5	70	40	25	10	3,42
DAUERBACKWAREN							
Butterkeks		8	445	165	30	70	15,23
Cracker		11	445	165	30	70	16,70
Haferflockengebäck		7	220	170	45	25	6,51
Doppelkeks		8	170	270	50	50	2,59
Erdnussflips		10	105	165	45	15	3,96
Honigkuchen		4	105	135	15	40	2,10
Kartoffelchips, ohne Zusätze*		5	145	1000	65	50	-15,53
Käsegebäck, Blätterteig		11	200	130	15	60	8,89
Kekse mit Schokolade		6	130	230	40	45	1,30
Kokosmakronen		6	85	425	50	10	-4,27
Lebkuchen		11	175	240	50	10	5,40
Lebkuchen mit Schokolade		12	240	605	105	80	-1,72
Löffelbisquit		12	330	160	10	60	13,69
Mürbeteiggebäck		8	130	170	30	30	3,99
Nussplätzchen		10	140	195	35	25	4,75

	PRAL 1	PROTEIN	PHOSPHOR	KALIUM	MAGNESIUM	KALZIUM	SBW WERT***
Pfeffernüsse		8	120	160	25	25	4,03
Printen		9	255	580	90	100	-1,98
Salzstangen		10	130	125	20	145	4,68
Spekulatius		8	75	180	35	15	1,81
Spritzgebäck, Rührteig		7	150	170	40	20	4,11
Vanillekipferl		8	150	170	40	30	4,47
Vollkornkekse		11	325	320	80	35	8,16
Vollkornkekse, mit Nüssen		12	150	250	45	65	4,17
Vollkornkekse, mit Schokolade		12	360	670	125	70	0,97
Waffelkekse		6	65	100	10	15	2,56
Zimtsterne		8	140	290	65	80	0,28
KUCHEN UND GEBÄCK							
Amerikaner		5	125	100	10	45	4,13
Apfelkuchen, Hefeteig		3	70	130	7	15	0,95
Apfelkuchen, Rührteig		3	70	130	7	15	0,95
Apfelkuchen, Mürbeteig gedeckt		3	50	150	10	10	-0,22
Apfelstrudel		2	30	180	15	10	-2,21
Baiser		6	10	80	7	7	1,36
Baumkuchen		8	130	125	20	30	5,20
Berliner, Krapfen, gefüllt		8	70	120	10	10	3,60
Bienenstich, gefüllt		6	125	140	20	50	3,46
Biskuitboden mit Obst		4	95	170	10	20	1,39
Blätterteig, tiefgekühlt		6	55	70	10	60	2,47
Buttercremetorte		6	100	90	7	40	4,05
Butterkuchen		6	80	110	20	40	2,55
Donats mit Schokolade		8	110	250	35	30	1,44
Donauwellen		4	90	185	20	50	0,23
Erdbeersahnetorte		3	55	125	10	40	0,10
Frankfurter Kranz		4	85	70	10	30	2,99

	PRAL 1	PROTEIN	PHOSPHOR	KALIUM	MAGNESIUM	KALZIUM	SBW WERT***
Früchtebrot		7	140	450	50	80	-3,18
Gugelhupf/Napfkuchen		7	95	23	25	40	5,29
Hefeteigschnecke		6	75	205	20	30	0,50
Hefezopf		7	85	155	10	40	2,54
Käsekuchen		9	120	130	10	60	5,08
Kirschstrudel		3	30	160	15	15	-1,37
Linzer Torte		8	140	185	45	35	3,59
Mohnkuchen		9	210	255	70	275	1,43
Nussecke		8	150	335	60	60	0,09
Nusskuchen, Rührteig		10	130	195	30	75	3,86
Nusssahnetorte		3	130	195	30	75	0,43
Obstkuchen, Mürbeteig		3	50	150	10	10	-0,22
Obstkuchen, Quarkölteig		10	290	170	25	75	10,44
Obstkuchen, Rührteig		3	70	130	7	15	0,95
Plundergebäck		7	80	140	20	35	2,48
Plundergebäck mit Früchten		5	75	135	20	40	1,35
Rhabarberkuchen mit Baiser		2	60	220	10	50	-2,33
Sachertorte		6	170	450	65	75	-2,89
Sandkuchen	3,7	5	110	75	10	25	4,36
Schokosahnetorte		6	105	270	35	55	-0,47
Schweinsohren		6	55	70	10	60	2,47
Stollen		6	85	370	40	125	-4,35
Streuselkuchen, Hefeteig		7	70	135	10	35	2,47
Waffeln		5	115	70	5	25	4,78
Zitronenkuchen		4	150	75	30	30	4,77
Zitronen-Sahne-Torte		4	75	115	12	50	1,36
Zwetschgenkuchen, Hefeteig		4	75	120	10	80	0,91
NÜSSE UND SAMEN		18	370	550	270	30	3,55
Cashewnüsse		19	500	730	250	35	5,53

	PRAL 1	PROTEIN	PHOSPHOR	KALIUM	MAGNESIUM	KALZIUM	SBW WERT***
Cashewnüsse, geröstet, gesalzen		16	860	405	335	630	14,26
Chia-Samen		16	860	405	335	630	14,26
Erdnüsse, unbehandelt		25	340	660	160	40	6,29
Erdnüsse, geröstet und gesalzen	2,8	26	410	780	180	65	6,01
Haselnüsse		14	330	635	155	225	-1,22
Kokosnuss		4	95	380	40	20	-3,81
Kokosnuss, Milch, ungesüßt		0	30	280	30	25	-5,88
Kürbiskerne		35	515	570	285	10	16,70
Kastanien, Maronen		2	85	700	45	35	-12,20
Kastanien, gegrillt		3	95	775	50	35	-13,05
Leinsamen		8	200	265	110	50	2,25
Maccadamianuss		7	200	325	115	50	0,36
Maccadamian., geröstet, gesalzen	4,3	19	450	835	170	250	0,76
Mandeln		19	450	835	170	250	0,76
Mohnsamen		20	855	705	330	1460	-0,93
Paranüsse		14	675	645	160	130	12,44
Pekannuss		9	290	600	140	75	-2,08
Pinienkerne	8,5	24	510	600	235	25	11,60
Pistazien, ohne Schale		18	500	1020	160	135	-0,02
Pistazien, geröstet und gesalzen		18	440	1000	130	95	-0,52
Sesam		18	610	460	350	780	2,49
Sonnenblumenkerne	6,8	22	620	725	420	100	6,28
Walnüsse		14	410	545	130	85	6,10
FETTE UND ÖLE							
Butter		1	20	15	3	15	0,64
Halbfettbutter		0	0	1	0	0	-0,02
Erdnussöl		0	3	0	0	0	0,11
Fritierfett		0	5	1	0	1	0,15
Gänseschmalz		2	8	7	1	10	0,97

	PRAL 1	PROTEIN	PHOSPHOR	KALIUM	MAGNESIUM	KALZIUM	SBW WERT***
Halbfettmargarine			1	0	0	0	0,04
Kokosfett		0	0	1		0	0,00
Kürbiskernöl		0	1	1	1	1	-0,02
Leinsamenöl		0	0	1	0	0	-0,02
Distelöl		0	20	15	1	6	0,32
Butterschmalz		0	0	1	1	15	-0,24
Maisöl		1	60	20	25	20	1,38
Majonaise 80 % Fett		0	2	2	1	1	-0,01
Olivenöl, kaltgepresst, extra nativ		0	1	1	1	1	-0,02
Palmöl		0	5	5	0	5	0,02
Pflanzencreme		0	10	7	1	10	0,07
Pflanzenmargarine		0	2	1	0	0	0,05
Rapsöl		0	10	7	1	10	0,07
Sonnenblumenmargarine		0	2	1	0	0	0,05
Rapsöl		0	0	20	0	10	-0,55
Sesamöl		0	0	1	0	1	-0,03
Sonnenblumenöl		0	0	1	0	0	-0,02
Traubenkernöl		0	3	1	1	1	0,05
Schweineschmalz		0	0	1	0	0	-0,02
Walnussöl		0	1	1	1	1	-0,02
Weizenkeimöl		0	1	1	1	1	-0,023
SÜSSWAREN							
Schokolade, Vollmich		9	280	460	70	245	0,11
Schokolade, Vollmich mit Nuss	0,4	9	270	850	115	210	-9,17
Schokolade, bitter 50 % Kakao		8	265	1300	195	55	-19,36
Schokolade, bitter 70 % Kakao		9	310	715	230	75	-6,09
Schokolade, zartbitter mit Nüssen		9	265	1240	190	40	-17,29
Schokolade, weiß	0,6	5	140	230	20	210	-0,45
Eis, Fruchteis, gemischt	0,6	3	30	140	15	40	-1,27

	PRAL 1	PROTEIN	PHOSPHOR	KALIUM	MAGNESIUM	KALZIUM	SBW WERT***
Eis, Milcheis, Vanille	0,3	2	45	80	10	60	-0,08
Eis, Joghurteis		2	65	110	10	85	-0,29
Eis, Schokolade		4	110	115	10	90	2,19
Eis, Milcheis in Waffeltüte		4	55	90	10	40	1,33
Wassereis		0	35	70	5	45	-0,89
Eiskaffee		2	45	95	10	45	-0,20
Zitronen-Sorbet		0	5	40	5	5	-0,85
Bayrische Creme		5	105	100	10	85	2,87
Crème brûlée		3	160	110	10	85	3,72
Erdbeercreme		2	35	130	10	40	-1,24
Götterspeise mit Sahne		4	5	2	2	10	1,92
Grießpudding		5	85	125	15	90	1,41
Karamelpudding		2	55	80	7	70	0,24
Milchreis mit Zimt und Zucker		3	70	95	10	70	0,90
Pannacotta		4	50	100	10	70	0,54
Quarkspeise, süß		8	125	125	15	100	4,23
Schokoladenmousse		7	160	530	75	65	-4,58
Schokoladenpudding		3	80	125	10	105	0,18
Tiramisu		8	235	120	10	125	8,21
Vanillepudding		3	85	120	10	100	0,54
Vanillesauce		4	100	135	10	100	1,27
Weincreme		4	60	100	10	30	1,43
Zitronencreme		5	90	115	10	80	2,07
Fruchtgummi/Gummibärchen		6	5	10	2	10	2,73
Karamelle, hart		0	12	10	3	5	0,09
Kaugummi		0	5	8	5	10	-0,24
Kaugummi, zuckerfrei		0	5	8	5	10	-0,24
Kinderschokolade*		10	200	650	85	300	-7,46
Lakritze		4	40	1950	15	10	-38,03
Nougat		7	145	500	90	60	-4,83

	PRAL 1	PROTEIN	PHOSPHOR	KALIUM	MAGNESIUM	KALZIUM	SBW WERT***
Milchschnitte		8	220	210	120	45	3,95
Müsliriegel		8	175	395	85	50	-0,76
Praline mit Nüssen		8	120	390	70	20	-1,91
Praline mit Alkohol		1	50	250	10	35	-3,63
Praline mit Marzipan		13	220	580	140	50	-1,96
Puffmais/Popcorn		12	280	240	80	10	8,99
Puffreis		7	100	110	5	25	4,37
Rumkugeln		2	80	415	55	20	-6,47
Schokokuss		6	120	600	85	30	-7,82
Schokoriegel mit Milchcreme		8	230	360	40	250	0,58
Schokoriegel mit Karamell und Nüssen		7	185	360	50	190	-1,06
Waffelschnitte mit Haselnüssen		8	145	290	50	100	0,59
Weinbrandbohne		6	50	250	10	35	-1,18

SÜSSUNGSMITTEL UND BROTAUFSTRICHE

	PRAL 1	PROTEIN	PHOSPHOR	KALIUM	MAGNESIUM	KALZIUM	SBW WERT***
Marmelade	-1,5						
Milchschokolade	3,7	9	280	460	70	245	0,11
Milchschokolade mit Nuss		9	270	850	115	210	-9,17
Zucker, weiß N*	-1,2	0	0	2	0	1	-0,06
Zucker, braun, Rohrohrzucker		0	20	90	15	50	-2,19
Kandiszucker		0	0	2	0	1	-0,06
Milchzucker, Laktose		0	0	5	0	0	-0,11
Traubenzucker, Glucose		0	0	2	0	1	-0,06
Ahornsirup		0	2	200	15	65	-5,36
Konfitüre einfach *		0	15	105	8	20	-2,12
Nuss-Nougat-Creme*		4	85	300	50	15	-2,59
Erdnussbutter		0	330	700	180	35	-7,53
Gellee, einfach*		0	10	50	5	10	-0,34
Honig	-1,5	0	5	45	2	6	-0,39
Orangenmarmelade		1	15	40	4	35	-0,35

	PRAL 1	PROTEIN	PHOSPHOR	KALIUM	MAGNESIUM	KALZIUM	SBW WERT***
Pflaumenmus, ohne Zucker		1	30	1450	140	500	-38,99
Rübenkraut, ohne Zucker		1	30	1450	140	500	-38,99
Apfelkraut, ohne Zucker		0	45	450	25	35	-8,89
* enthält zu viel Zucker							
WÜRZMITTEL UND ZUBEREITUNGEN							
Balsamicoessig		0	30	90	20	15	-1,50
Weißweinessig bis 3 % Säure		0	40	90	20	15	-1,13
Brühe, gekörnt*		22	540	385	40	180	19,30
Brühwürfel, fett*		22	540	385	40	180	19,30
Barbecuesauce*		2	50	465	40	40	-8,50
Curryketchup*		2	40	600	20	20	-10,92
Essig-Öl-Dressing, Fertigsauce *		0	20	30	10	25	-0,48
Hackfleischsauce, italienisch		4	75	100	8	10	2,30
Helle Sauce, gebunden		1	10	10	5	5	0,46
Holländische Sauce, Fertigprodukt		4	125	40	6	35	5,13
Käsesauce*		3	85	70	8	110	1,51
Kräutersalz		2	30	55	7	35	0,30
Jäger-Sauce		2	30	55	7	35	0,30
Maggi-Würze*		25	700	500	10	230	24,40
Pesto		11	275	215	50	310	5,72
Salatsauce, italienisch**		2,4	40	215	40	185	-5,30
Salatsauce, aus Joghurt**		3	80	175	15	110	-1,07
Sauce hollandaise**		5	65	530	45	90	-8,62
Senf, scharf		6	180	120	100	120	2,92
Senf, süß		6	180	120	100	120	2,92
Sojasauce*		9	210	360	45	20	3,19
Tomatenketchup		4	100	750	75	90	-13,21
Worcestersauce*		4	100	750	75	90	-13,21
Zigeunersauce		3	75	620	45	40	-10,47

	PRAL 1	PROTEIN	PHOSPHOR	KALIUM	MAGNESIUM	KALZIUM	SBW WERT***
Gemüsebrühe		1	20	50	5	10	-0,08

* zu hoher Salz- oder Zuckergehalt
Alle entsprechend gekennzeichneten Produkte sind dem Anschein nach basisch. Dies ergibt sich auf Grund des Gehalts an Nüssen oder Früchten, die basische Mineralien liefern und wenig Eiweiß enthalten. Der meist hohe Gehalt an weißem Zucker ist dem entgegenzusetzen, da dieser Zucker, auch wenn er nach PRAL berechnet neutral gewertet wird, den Körperstoffwechsel erheblich belastet und in seiner Verstoffwechslung ein Mineralstoffräuber ist, der vor allem Calcium verbraucht.
Zubereitungen mit Rohrohrzucker haben den entsprechenden Basenwert tatsächlich.

ZUBEREITUNGEN UND FERTIGPRODUKTE

	PRAL 1	PROTEIN	PHOSPHOR	KALIUM	MAGNESIUM	KALZIUM	SBW WERT***
Fleischsalat mit Mayonaise		7	70	90	20	10	3,48
Eiersalat mit Käse und Wurst		13	285	175	20	300	8,82
Geflügelsalat mit Sahne		12	100	175	15	25	5,19
Gurkensalat mit Sahnesauce**		1	30	160	10	40	-2,54
Kartoffelsalat mit Essig und Öl**		2	30	280	10	20	-4,31
Kartoffelsalat mit Mayonaise**		1,8	30	305	20	15	-5,13
Krautsalat mit Essig und Öl**		1	35	220	15	40	-3,75
Waldorfsalat mit Mayonaise**		2	65	285	40	20	-3,90
Bohneneintopf, weiß		7	110	265	30	30	0,76
Erbseneintopf mit Wurst		6	100	230	30	30	0,54
Gemüsesuppe**		3	35	120	20	10	-0,41
Gemüsesuppe, italienisch		5	75	100	10	65	2,32
Gulaschsuppe		5	40	75	10	10	1,37
Hühnersuppe mit Nudeln		1	110	155	20	45	0,20
Kartoffelsuppe**		4	55	255	10	15	-1,32
Kürbissuppe**		2	70	120	10	90	-0,38
Lauchcremesuppe**		1	10	30	5	15	-0,10
Leberknödelsuppe		7	90	160	10	10	3,01
Linsensuppe		2	40	70	15	15	0,41
Linsensuppe mit Wurst		6	75	165	25	15	1,41
Ochsenschwanzsuppe, gebunden		8	80	180	15	15	2,52

	PRAL 1	PROTEIN	PHOSPHOR	KALIUM	MAGNESIUM	KALZIUM	SBW WERT***
Pichelsteiner**		5	55	195	15	20	-0,26
Pilzcremesuppe**		3	30	145	10	10	-0,86
Rindfleischsuppe		8	75	100	9	20	4,10
Spargelcremesuppe		1	40	45	5	15	0,70
Tomatencremesuppe**		2	15	160	10	10	-2,22
Zwiebelsuppe**		1	15	156	2	10	-2,41
Canneloni mit Fleisch, überbacken		9	105	120	10	65	4,67
Käsespätzle		11	220	140	20	270	6,56
Lasagne mit Hackfleisch		8	130	120	10	85	4,85
Lasagne, vegetarisch*		7	135	265	35	170	-0,26
Nudeln mit Tomatensauce		5	80	80	12	65	2,57
Nudeln mit Pesto		8	135	95	30	140	4,32
Ravioli in Tomatensauce		6	70	165	10	10	1,68
Spaghetti Bolognese		6	70	90	15	20	2,99
Vollkornnudeln mit Tomatensauce		4	100	125	25	35	1,93
Döner Kebab		9	70	200	15	25	2,09
Flammkuchen		8	110	220	20	30	2,46
Frühlingsrolle		8	85	190	20	25	2,23
Getreidebratling		6	150	195	30	50	2,97
Hamburger, einfach		12	80	310	20	100	0,51
Hamburger, groß		14	100	245	20	95	3,66
Hamburger mit Käse		14	200	295	20	170	5,34
Omelett		12	215	150	10	50	9,78
Pfannkuchen		7	125	150	10	75	3,67
Pizza Margherita		10	205	360	25	250	1,03
Pizza Salami		10	120	140	15	65	5,17
Brötchen mit Backfisch		13	155	240	20	40	6,03
Brötchen m. Butter und Marmelade		6	80	105	15	30	2,92
Brötchen mit Fleischwurst		10	120	170	20	35	4,80

	PRAL 1	PROTEIN	PHOSPHOR	KALIUM	MAGNESIUM	KALZIUM	SBW WERT***
Brötchen mit Butter und Gouda		13	140	255	20	20	5,42
Vollkornbrot mit Butter und Käse		12	350	210	45	375	8,38
Vollkornbrot mit Butter und Salami		8	150	190	30	50	4,05
Vollkornbrot mit Magerquark und Marmelade		8	150	190	30	50	4,05
Zwiebelkuchen		7	100	180	15	45	2,38

** Die basischen Werte werden nur bei hausgemachten Speisen erreicht, wenn sie ohne Zusatz von Zucker Fleisch, Fleischbrühe, Speck, Eiern und Mehl zubereitet werden.

	PRAL 1	PROTEIN	PHOSPHOR	KALIUM	MAGNESIUM	KALZIUM	SBW WERT***
SONSTIGE ZUTATEN							
Gelantine		84	0	20	10	10	40,35
Hefe		17	470	640	30	25	11,18
Puddingpulver		1	30	60	7	15	-0,04
Tortengusspulver			30	5	1	2	0,95
Orangeat			7	70	7	50	-2,04
GETRÄNKE							
Apfelsaft, ungesüßt		0	7	115	4	7	-2,35
Cola*	0,4	0	5	60	5	8	-1,31
Espresso, Aufguss	-2,3						
Früchtetee, Aufguss	-0,3	0	30	25	10	10	0,20
Fruchtsaftgetränke*		0	7	15	4	7	-0,25
Gemüsesaft (Tomate, Bete, Möhre)	-3,6	1	15	240	10	15	-4,15
Grapefruitsaft, ungesüßt	-1,0	1	15	80	2	10	-0,32
Kaffee, Aufguss, 5 Minuten	-1,4	0	2	65	5	2	-1,15
Kaffee mit Vollmilch	-1,4	0	5	65	6	5	-1,10
Kaffee mit Milch und Zucker	-1,4	0	5	65	5	5	-1,38
Kakao mit entrahmter Milch (3,5 %)	-0,4	3	100	180	30	100	-0,69
Kräutertee	-0,2	0	6	4	10	5	-0,19

	PRAL 1	PROTEIN	PHOSPHOR	KALIUM	MAGNESIUM	KALZIUM	SBW WERT***
Limonaden, ohne Zucker		0	1	1	5	2	-0,14
Mehrfruchtnektar mit Vitaminzusatz		0	5	60	5	5	-1,27
Holunderbeerensaft		2	45	200	30	40	-2,86
Mineralwasser Adelholzer		0	0	1,3	32,8	70,4	-1,80
Mineralwasser	-1,8	0	0	4	10	10	-0,47
Möhrensaft	-4,8	1	30	220	5	25	-3,48
Orangensaft, ungesüßt	-2,9	1	15	170	10	15	-2,98
Orangennektar, ungesüßt		0	8	70	6	10	-1,46
Rote-Rübe-Saft	-3,9	1	30	240	15	10	-3,96
Sojamilch		3	50	170	20	10	-0,90
Tafelwasser	-0,1	0	0	1	3	10	-0,23
Tee, Indisch, Aufguss, ohne Zucker	-0,3	0	6	20	5	10	-0,46
Tomatensaft	-2,9	1	15	240	10	15	-4,45
Traubensaft	-1,0	0	10	150	9	15	-3,21

* enthält zu viel Zucker. Siehe obige Erläuterung.
Cola enthält zudem Phosphorsäure, aus der schädigende Restprodukte im Stoffwechsel erzeugt werden. Hier ist zudem eine suchtauslösende Komponente verhanden. Cola-Light und Sero enthalten Stoffe, die die Bauchspeicheldrüse schädigen, da sie das Vorhandensein von Zucker vortäuschen und so den Insulinhaushalt irritieren und schädigen.

ALKOHOLISCHE GERTRÄNKE UND SPIRITUOSEN

	PRAL 1	PROTEIN	PHOSPHOR	KALIUM	MAGNESIUM	KALZIUM	SBW WERT***
Apfelwein		0	10	95	5	5	-1,82
Bier, dunkel, Malzbier		0	20	50	9	2	-0,57
Bier, Pils, alkoholfrei		0	20	40	8	5	-0,37
Bier, Pils mit Limonade		0	15	20	5	10	-0,13
Bier, Pilsener Art B -0,2		0	30	55	10	4	-0,36
Champagner		0	10	70	8	6	-1,39
Cidre, trocken		0	3	70	3	8	-1,54
Exportbier		0	20	40	8	5	-0,37
Glühwein		0	20	65	6	10	-0,91

	PRAL 1	PROTEIN	PHOSPHOR	KALIUM	MAGNESIUM	KALZIUM	SBW WERT**
Kölsch		0	25	50	9	4	-0 41
Kräuterlikör		0	3	2	1	2	0 02
Portwein	-2,4	0	10	75	10	7	-1 56
Rotwein, leicht		0	10	90	10	10	-1 91
Rotwein, schwer		0	30	90	8	8	-1 09
Rum		0	0	3	0	2	-0 09
Weinbrand/Cognac		0	3	2	1	2	0 02
Weißwein, lieblich		0	15	110	10	15	-2 21
Weißwein, trocken	-1,2	0	15	95	10	10	-1 83
Weizenbier		0	20	35	2	10	-0 18
Wermut trocken		0	7	40	5	7	-0 80
							0 00

Alkohol ist aufgrund seiner Verarbeitung im Körper stets kritisch zu betrachten und sollte nur in Maßen genossen werden. Beeinträchtigungen der Konzentration bis hin zum Absterben von Gehirnzellen sind ebenso erwiesen wie die Steigerung von Aggressionen. Die Verarbeitungsreste schädigen die Leber und andere Organe.

BILDNACHWEIS

Fotolia.de: countrypixel (S. 14), Serjik Ahkhundov (S. 31), Bildschoenes (S. 67), Olga Kochina (S. 68), Michael Zhang (S. 70), Kzenon (S. 77), Photocrew (S. 78), stefan_weis (S. 83), tatiana_davidova (S. 111, 116, 119), Africa Studio (S. 115)
iStock.com: kristian sekulic (S. 16), Stephanie Frey (S. 18), Paul Bradbury (S. 47), 2Xena (S. 125, 127)
Shutterstock.com: Evgeny Bakharev (S. 8), M. Unal Ozmen (S. 15), photogal (S. 28), Joe Besure (S. 34), Nucleartist (S. 38), BOV (S. 50, 51, 52, 55, 56, 57, 59, 60), ozguroral (S. 52), Phyllanthus niruri (S. 54), elenabsl (S. 57), Monkey Business Images (S. 59), ampcool (S. 64), CHAINFOTO24 (S. 72 Baum), Martin Novak (S. 72 Frau), Oleksandra Naumenko (S. 75), margouillat photo (S. 95), studioworkstock (S. 120, 121, 122, 123), Macrovector (S. 124, 125, 126, 127, 128), Locrifa (S. 132)
Claudia Schlutter: (S. 61, 86, 131)
Elisabeth Metz-Melchior: (S. 7, 81, 135, 136, 138, 142, 145, 147, 149, 150, 151, 152, 153, 154, 155, 157, 158)
Bundesanstalt für Landwirtschaft und Ernährung: (S. 30)
Photo alto: (S. 44)

Literaturempfehlungen

Anmerkung: Viele Bücher sind bereits vor einigen Jahren erschienen, dennoch haben sie nicht an Relevanz verloren. Sie sind Grundlagenwerke im Zusammenhang mit dem Säure-Basen-Haushalt.

Batmanghelidj, Fereydoon: Sie sind nicht krank, Sie sind durstig! Heilung von innen mit Wasser und Salz. VAK Verlag 2003

Beck, Siegfried und Oetinger-Papenburg, Ingeborg: Durch Entsäuerung zu seelischer und körperlicher Gesundheit. Säuren-Basen-Gleichgewicht verhütet Zivilisationskrankheiten. Eigenverlag 1988

Bircher-Benner, Max: diverse Bücher

Brecht, Eduard A.: Deine Ernährung ist Dein Schicksal. Brecht Verlag 1985

Bruker, Max Otto: verschiedene Schriften zur Vollwerternährung und Entgiftung

Hay, William Howard; Bücher zur Hay'schen Trennkost

Heseker, Beate und Heseker, Helmut: Die Nährwerttabelle 2016/2017. Neuer Umschau Buchverlag 2015

Leibold, Gerhard: Gesund und fit durch Mineralstoffe. Hädecke 1980

Mayr, Franz Xaver: diverse Bücher

McCann, Alfred W.: Kultursiechtum und Säuretod. Pahl Verlag 1927

Mulfort, Prentice: Unfug des Lebens und Sterbens. Fischer Verlag 1977

Popp, Fritz-Albert: diverse Bücher zum Thema »Biophotonen« und anderen Gesundheitsthemen –> aktuell: Biophotonen – Neue Horizonte in der Medizin: Von den Grundlagen zur Biophotonik. Karl F. Haug Verlag 2006

Reich, Wilhelm: Die Entdeckung des Orgons. Band I & II. S. Fischer Verlag 1972/76

Sander, Friedrich: Der Säure-Basen-Haushalt des menschlichen Organismus. Hippokrates Verlag 1999

Schock, Karl Ludwig: Die Heilkräfte der einzelnen Nahrungsmittel. Verlag Leben und Gesundheit 1977

Schüßler, Heinrich Wilhelm: Eine abgekürzte Therapie: Anleitung zur biochemischen Behandlung der Krankheiten. Unikum Verlag 2012

Treben, Maria: Gesundheit aus der Apotheke Gottes. Ratschläge und Erfahrungen mit Heilkräutern. Steyr 2015

Vormann, Jürgen: Säure-Basen-Kochbuch: Mit basischen Rezepten jeden Tag genießen und in der Balance bleiben. GU Verlag 2015

Vormann, Jürgen und Goedecke, Thomas: Chronisch übersäuert? Säure-Basen-Balance und Gesundheit. Fona Verlag 2006

Waerland, Are: Das Handbuch der Gesundheit. Humata Verlag Harold S. Blume 1989

Waerland, Are: Nie mehr Rheuma. Humata Verlag Harold S. Blume 1989

Waerland, Are: Übersäuerung als Grundursache der Krankheiten. Humata Verlag Harold S Blume 1993

BÜCHER VON ELISABETH METZ-MELCHIOR

Metz-Melchior, Elisabeth: Basisbuch Schüßler-Salze. Lüchow Verlag 2009

Metz-Melchior, Elisabeth: Kartenset und Buch – Schüßler-Salze – ganz einfach: Das Starter-Set. Königsfurt-Urania Verlag 2012

Metz-Melchior, Elisabeth: Schüßler-Salze: Hausapotheke für die Seele. Lüchow Verlag 2013